なぜあのMRは顧客に好かれているのか？

メディエンス
池上文尋

イケてるMRの48手

医薬経済社

はじめに

　この本は私にとって3冊目のMR向けの本です。そのきっかけは単純なものでした。私がMRの時も優秀なMRが周りにたくさんいましたが、彼らがどんなことを考え、どんな強みを持って仕事を行っているのかを調べることはできませんでした。同じ会社の場合は飲みに行ったり、一緒に同行すればわかってくるのですが、他社のMRとなればまったく予想もつきませんでした。

　そこでMRを辞めたらやってみたいなと思っていたのがこの「優秀なMRの強みの調査」です。みんながどのような強みや特徴を持ってドクターや顧客の心をつかんでいるのかを知りたいと思いました。

　この本はそのほんの一部です。まずは私の周りにいる優秀な人からインタビューを始めました。そして、MRからMRへと紹介して頂きました。時には飲みに行ったり、時には交流会の隣同士になりながらさりげなくその強みを教えてもらうことにしました。

　実績をあげ、魅力的なMRは必ず自分自身の「**強み**」と「**型**」を持っています。

　その強みと型を作るために様々な試行錯誤を行って今の自分のMR活動に活かしているということです。

　そしてその内容を毎週、ユートブレーンの業界向け週刊誌「アプローチ」にて紹介を続けてきました。そして今回、ベストプラクティスが揃うことになり、出版化にこぎつけることが

できました。

　今回の内容はアプローチでは書ききれなかった解説を付け加えて、それぞれのMRの強みを深く追求していくことに致しました。

　これらの内容はひょっとしたら公正競争規約から見ると極めてグレーな内容もあるかもしれません。よって会社にはそれぞれ会社の営業方針や行動指針があるのでそれを遵守することを念頭におきながら活動して頂ければと思います。そしてこれらのエッセンスを吸収して頂き、自分に合った方法を見つけ出し、日常のMR活動に活かして頂ければ幸いです。

　人間の脳は「**キーワード**」にフックすると言われています。それは、自分が今、興味を持っている事柄や抱えている問題や悩みに関するキーワードは自動的に脳が情報収集するという能力です。たとえば、新聞をばっと広げて記事を読んでいて浮かび上がってくる文字があるはずです。その文字は現在あなたが興味を持っている脳の自動検索しているキーワードです。よって、この本では皆さんの仕事上のキーワードが1つでも見つかればいいなと思って書きました。自分の担当エリアの顧客を思い浮かべながら読まれることでしょう。

　読み方は自由です。興味のある部分だけを読むのもよし、全部最初から読むのもよし、自分の役立つエッセンスを吸収して頂ければと思います。いつも一貫して言っておりますが、吸収したら必ず「**実践**」をしてください。行動に移すことによってこの知恵があなたの血となり肉となります。「**実践**」がないと価値のない本になってしまいます。

あなたがあれこれと考えている間にもライバルは知恵をしぼって**顧客の心（マインドシェア）**を奪おうと努力しています。あなたも理解して実践すれば、この本に登場してくるMRのように楽しくかつスマートな活動をできるはずです。この本があなたの楽しいMRライフの助けになれば幸いです。

　そして多くのドクターの心をつかんだらどうぞ自分の会社の製品だけを売り込むだけのMRではなくて患者さんを救うための情報を提供する医療情報の担い手としての能力をいかんなく発揮して頂きたいと思います。

　私は常々から医療を変える起爆剤になるのはMRだと思っております。それはドクターや薬剤師の気持ちと患者の気持ちを知っている情報の担い手という立場だからです。MRのマインドが10％でも変われば日本の医療の現場ももっと素敵なものになるのではないかと思います。

　そして、この本を読んだMRの方々が医療に貢献する心を今以上に強く持って頂いたならばこの本が世に出た価値があるというものです。私は皆様の医療への貢献を心よりイメージしております。

　　　　　　　　　　　　　　　　　　　　　　　メディエンス
　　　　　　　　　　　　　　　　　　　　　　　池上文尋

はじめに

第1章●顧客マインドシェア獲得への5ステップ……………9
5ステップについて　10　　　　イベントの活用　12
5ステップ進めるための調査　10　まずは1人から　13
コラム●ドクターの悩みや問題にチャンネルを合わせる　14

第2章●持っているリソースを最大限に活用する…………17
リソース活用MR　18　　　　凡事徹底MR　26
まとめて納入MR　20　　　　MS活用型MR　28
テーマ別訪問MR　22　　　　マッチングMR　30
楽しく仕事する仕組み作りMR　24　ゴルゴMR　32
MRデータ集①　理想のMR像アンケート　34
コラム●面談率を上げるMR活動とは？　43

第3章●MR個人のキャラクターを生かす………………45
アプローチ重要視型MR　46　　父さんMR　56
同僚サポートMR　48　　　　タウンページMR　58
世話好きおじさんMR　50　　吉本系MR　60
ボディービルMR　52　　　　バツMR　62
逆張りMR　54
MRデータ集②　MRの価値観と家庭アンケート　64
コラム●どんなベテランでも新人に負けることがある　65

第4章●ドクターニーズを満たす………………………67
キャリアサポートMR　68　　ソフトオンデマンドMR　80
わがまま対応型MR　70　　　寄り添いMR　82
1日1回2時間MR　72　　　　リスクマネジメントMR　84
患者集客MR　74　　　　　　専門外来構築MR　86
癒し系MR　76　　　　　　　新規開業支援MR　88
ベストプラクティスMR　78
MRデータ集③　MRの職場環境・不条理・悩みアンケート　90
コラム●MRは紳士淑女であれ　97

第5章 ● 特技を生かす ……………………………… 99

インタビューMR　100　　副作用マニアMR　110
ITアドバイザー的MR　102　クリニカルパスMR　112
学会情報発信MR　104　　ツアコンMR　114
ボランティアMR　106　　ナースMR　116
医療行政解説MR　108　　心理学的MR　118
コラム●実績生むチャンスは工夫して行動するものだけに訪れる　120

第6章 ● ユニークな発想法 ……………………… 123

研究会戦略MR　124　　他業界発想MR　134
社外自己啓発MR　126　メルマガMR　136
ランチェスター戦略MR　128　本物志向MR　138
ナンバー2戦略MR　130　代替医療MR　140
調剤薬局MR　132　　　地域連携支援MR　142
コラム●たなぼたをどのように考えるのか？　144

第7章 ● MR進化論 ………………………………… 147

MRの将来が見えない　148
表敬訪問MR活動はなくなる　150
なぜ、廊下に立たないMRが売上げをあげるか？　152
MR-NETが描くMRの未来図　157
MR40歳定年説を覆せ！　162
MRを活性化するキーパーソン＆キープレイス　166

編集後記　173
参考図書　176

第1章
顧客マインドシェア獲得への5ステップ

5ステップについて
5ステップ進めるための調査
イベントの活用
まずは1人から

5ステップについて

　ベストプラクティスに入る前にMRが顧客の心を掴んでいくためのステップを書いてみました。きっとほとんどのMRの方がこのステップを無意識に理解し、そのステップを少しでも上げていこうと努力されていることでしょう。ここではそれを簡単に表示してみました。

	第1段階	第2段階	第3段階	第4段階	第5段階
呼び方	まったく知らない	会社名	個人名	個人名＆敬称	愛称・呼び捨て（良い意味で）
状態	誰かわからない	会社名で認識	顔と名前が一致	キャラクターまで認知	癒し・良いイメージ
反応	来なくても良い	来ても来なくても支障なし	来てもいいよ	来てほしい	会いたい

　上記のステップを上げていく具体的な方法は各顧客への調査から見つけます。最終的には「薬を使って頂き、ドクターの治療の助けになり、患者さんの治癒に貢献する」というのがMRの目的ですが、この本ではその前段階の、どれだけドクターの心を掴むのかの部分にフォーカスしていきたいと思います。

5ステップ進めるための調査

　第1の目標はドクターを理解し、自分をドクターに理解してもらうところまでどのようにストーリーを作るのか？　という部分です。そのために必要な調査を自分なりに意識して動く必要があります。
　調査は次頁のような項目を調べていく必要性があります。そのデータはドクター本人、病院スタッフ、会社の先輩、MR仲

ドクター（薬剤師）調査項目例

<特性>	<仕事について>
顧客価値観	出身大学とオーベン
顧客の性格判断	（今までどんな先生に影響を受けてきたか）
顧客の夢や希望	尊敬しているドクター・ライバル視しているドクター
顧客の思考パターン	読んでいる媒体（雑誌・本・WEB）
	属している学会
	専門（卒論）
	勤務時間（宿直）
	周りの評価（ナース、同僚、上司、MR仲間）
	薬に対しての重要度
	MRに求める機能

間、MSなど、とにかく思いつく人にどんどん聞いていくことが必要です。ただし、周囲との人間関係をきちんと構築しておかないと良質の情報が入ってこないことはいうまでもありません。

　それからドクターデータベースは各社にありますが、それがうまく機能しないのはそれを使ってどのようにドクターの心を掴むのかの方法論が欠如しているために、そのデータを生かしきれていないのが原因だと考えられています。数千万から数億円の費用がかかっているデータですのでうまく使いたいものですね。

　データをできるだけ集めながら我われが心がけていかなければならないのは、心にフックする「**キーワード**」がどこに潜んでいるのか？　ということ、それから自分との「**共通項**」の探索です。

　「キーワード」はその顧客自身が重要だと思っていることや悩みが関連することが多いということで分かれば**ソリューション（解決法）**提示に役立ちます。

「共通項」は同じ出身地や同じ出身校、興味を持っている趣味が同じとか、盛り上がることのできる話題であり、親近感を持ってもらうための最大のポイントになります。

とにかくこの2つに注目しながら調査をしてデータ収集を行い、ドクターとの会話の中にその2つの**「キーワード」**と**「共通項」**を散りばめます。それが顧客アプローチの定石となります。

イベントの活用

これは後の実例の方にも出てまいりますが、顧客へのアプローチではボーナス的なチャンスがいくつかあります。これを決して逃してはいけません。それは以下に記す通りです。

●メモリアルイベント
　誕生日　結婚記念日　クリニック設立記念日　バレンタインデー　年末年始　クリスマス　ホワイトデー　など
●個別イベント
　新年会　忘年会　花見　納涼会　お祭り　患者勉強会　など

これらのイベントに参加したり、何かプレゼントをして喜ばれたりしたときには顧客は通常よりも話が長くなる傾向にあります。そしてそのときに常々考えていた提案やソリューションを提示すると、すんなりと通ることがあります。うまく活用したいものです。

まずは1人から

　私は自分の担当する顧客すべての心を掴むのは実際的に無理だと思っています。そういう超人的な人もまれにいるとは思いますが。それよりもターゲットした顧客の中で最もプライオリティの高い顧客と「**まず1人**」、相思相愛の関係になることが最も大事だと思います。

　そこから得られる情報は思っているよりもはるかに大きいです。ドクターは基本的に週平均30～50名のMRに接しています。そしてその中で順位づけしています。私の親しいドクターに聞いたところ、上位3～5人に対して無条件に会うと言われていました。それで情報の90％は確保できるのだそうです。また、そのMR達もドクターの持っている多くの病院情報や関連情報を長時間にわたって、話して得ています。

　そのドクターのブレインに入るための方法は極めて単純です。常にそのドクターに対して科学的なアプローチでソリューションを出し続けて、お役に立つことです。（実施するのは大変なことですが……。それについては後述させて頂きます）

COLUMN①

ドクターの悩みや問題に
チャンネルを合わせる

　MRをやっているとこんなことは当たり前にわかっているはずなのですが、その問題に対してのソリューションの真剣度や深さを追求することまではなかなか踏み込めないものです。
　ソリューションを考えるということは感謝されるかどうかわからないものに時間をかけることであり、自分が調べたものや考えたことを相手にわかりやすいように伝えて、なおかつ相手に実行してもらって、効果を発揮するというなかなか根気のいることです。
　そういうことに「自分自身の時間と労力を投資できるかどうか？という覚悟」なんだと思います。
　会社ではそんなソリューションを生み出すような研修もないですし、自社の薬の情報とライバル会社の薬の情報、そしてその疾患の周辺情報の習得だけで結構な時間がかかります。
　そして会社からこの情報を先生に伝えるんだ！　と常に一方通行の情報過多の状態に陥っているので、ドクターとのコミュニケーション不全が起こっているのがほとんどです。
　皆さんもお感じの通り、ドクターも多くのMRの訪問を受けて、既に情報過多の状態です。
　できれば興味のないことは聞きたくないし、話したくもない、興味のあることにフォーカスしたいと思っているはずです。
　そのために必要なのがソリューション営業なのです。ソリューション営業のコツはまず聞くことから始まります。一番効率的なのは気持ちよく**「愚痴を話していただく」**ことです。愚痴はそのドクターの悩

みを反映しています。

　そしてその愚痴の中のどの部分が大事なのかをさりげなく深く質問して聞き出していくことがニーズを捉えるコツです。

　よって、MRはドクターと仲良くなって、役立つと思われて、コミュニケーションを取れるようになったらソリューション営業に移行していくことが大事になってきます。そして、愚痴をニーズ化し、そのニーズを解決していくことがMRとしての価値を高めることになります。

　常に自分のためになる情報や解決法を提示してくれるMRには確実に会ってくれるし、それを実践しているMRから薬の話をされたら聞こうかなと思いますよね。

　それではじゃあ実際にソリューションを出すために具体的な活動をどうすればいいのだろう？　という疑問が沸くと思います。

　その方法は簡単です。

　ドクターが悩まれているのが「院内の医療過誤」だとしたら、まずはamazonか近所の大きな書店に行って、それに関連する本を最低3冊購入し読んでみてください。その中に様々なエッセンスが含まれているはずです。

　そして、そのドクターの所属する医療機関の状況を思い浮かべながら役立ちそうな部分に線を引き、付箋を貼って、余裕があればダイジェストをレポートします。

　これだけでも随分感謝されるはずです。

　でも本で学んだことを今度は自分のエリアでそういうことに詳しいドクターや先輩MR、異業種交流会の仲間などに聞いたり、そのつながりで専門家に聞いたりすることができればより効果的です。

　それからもう1つお奨めはドクター向け雑誌や薬剤師向け雑誌によく目を通しておくことです。ドクターの場合「ばんぶう」や「ジャミックジャーナル」は情報の宝庫です。どんなことを望んでいるのかが読むだけで見えてきます。

　これらの活動はドクターにも喜ばれますし、なによりも自分の知識

と知恵に変換されていきます。この積み重ねがあなたの「キャリア」なのです。

　キャリアアップという言葉がありますが、今、この問題点を解消するためにあなたはどんな努力ができるのか？　ということがキャリアの本来の意味です。そういう活動ができる人はどの企業にも重宝されます。目の前の問題を避けて転職をする人にはキャリアアップの道はありません。

　キャリアを積み重ねるMR活動、心がけたいものですね。

　さて、第2章から48パターンのベストプラクティスを出してまいります。この48人の方々は前記の5ステップを上げていくために独自の方法を編み出し、自分の得意技を持っている人たちです。

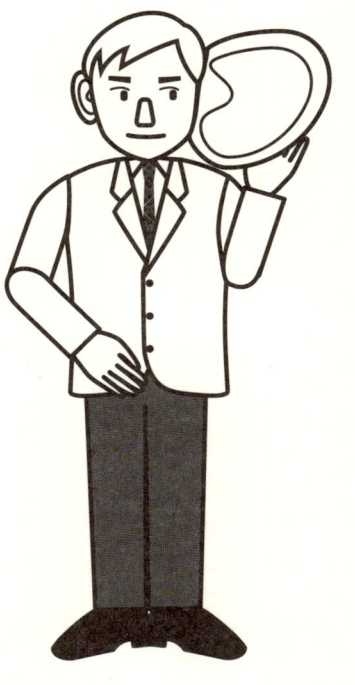

　よって、そのスキルの上っ面だけを真似してもあまり効果はないと思ってください。

　次の章からのベストプラクティス達は**「顧客の立場に立って考え、様々なニーズに応えて、ソリューションを出した結果、自分なりのブランドを確立した方法」**と捉えて頂くとわかりやすいかと思います。

第2章

持っている リソースを 最大限に活用する

リソース活用ＭＲ
まとめて納入ＭＲ
テーマ別訪問ＭＲ
楽しく仕事する仕組み作りＭＲ
凡事徹底ＭＲ
ＭＳ活用型ＭＲ
マッチングＭＲ
ゴルゴＭＲ

1 リソース活用MR

　E氏は現在、中堅製薬企業の本社プロマネをしている方ですが、昨年までは大学病院担当MRとして活躍していました。その会社で最年少のプロマネに抜擢される要因となったMR活動について聞いてみました。

　彼は新人のときに厳しくて嫌な先輩が同じエリアを担当していたことで発奮、その人には絶対負けたくないという気持ちで一杯だったそうです。そして新人としてできることを考えた結果**「そのエリアの担当先400軒をすべて訪問する」**という答えになったそうです。

　そして1年後、すべての訪問先を訪問して自分のエリアを完全に把握することができたそうです。そこから実に多くのリソースを見つけることに成功したといいます。

　例えば今までまったく訪問していなかった未ターゲット先の院長が、会社の最も重要視しているオピニオンリーダーの大学の親友だったり、また開業医のドクターと大学の薬剤部長が中学の同級生だったりと、意外とつながっていることに気付いたといいます。

　そしてそのような**人間関係を把握して、その結びつきを大事にした結果**、大学担当に抜擢されたそうです。大学担当になったときもその400軒の先生方がバックアップしてくれたそうです。このように人間関係に基づいた多面的なアプローチをできるMRは強いですよね。

POINT解説

①自分の足で回り、目で見て得意先をじっくりとリサーチする真面目さと計画性

前任の顧客データの整理、ターゲティング、訪問する前の準備、訪問したときの質問や見てわかった様々なデータの整理と次への展開への思考のつながりを持つことができるかを追求していますね。

②ドクター同士のネットワークを意識して活用している

ドクターの話の中から目に見えない財産を引き出すことができるスキルを有することができるかを考えられています。

③人間関係が財産であることを理解しており、それを大事にしながらMR活動を行っている

お前のためなら一肌脱いでやろうと思わせるだけの貢献を感じてもらうためにどうするのかが大事ですね。

② まとめて納入MR

　K氏は外資系製薬企業の開業医担当のMRです。彼の会社は売上げが低迷しています。しかしK氏は着実に売上げを上げているということで取材させていただきました。彼の得意技は採用製品の半年分を買ってもらうということです。K氏いわく、それは最初、会社の指示で泣く泣く行っていたことですが、色々と特典があるのでこれを逆手に取ろうということで真剣に考えたそうです。

　半年分を一括納入するということは、半年間その分野の他社製品の新規採用を防ぐことになります。そして、ドクターの選択の1つとして確実にマインドシェアを握ることになるとK氏は言います。しかし、欠点もあります。まとめて納入するということはその医院で年に2回は大きく売上げを上げますが、それ以外の月は売上げを計上できないということになります。

　そこで彼は、クリニック別に頼む製品とその時期を計画的にずらしています。よって売上げにできるだけアップダウンがないように工夫しています。また、**納入する月の前に必ずそのクリニックでイベントを入れて、院長に納入時期を思い出させるようにしています**。インタビューをしてみて、K氏の強みは上記の戦略と共に「**まめさと人柄**」なのかなと感じました。次の半年もこいつと付き合いたいと思わせる雰囲気のK氏、まだまだ売上げを伸ばしそうな感じです。

POINT解説

①処方を安定して出してもらうための戦略として半年分納入を選択している

　最近ではまとめて納入というのを嫌がる医療機関が増えていると思いますが、その状況でも続けていける人間関係とメリットを提供している。

②購入時期の前にきちんとイベントやドクターの心象を良くすることを行っている

　ドクターのことを良く知っているMRはたくさんいますが、そこからドクターの心を掴んできちんと結果に結び付ける人はそんなに多くありません。どこまでドクターの心に寄り添えるのか？　それがポイントですね。

③会社的にも売上げにばらつきが出ないような工夫をしている

　やはり、会社としては安定した売上げを望むもの。こういう工夫をして上司を安心させていると会社のバックアップも受けやすくなり、顧客であるドクターへのサポートも強化できる体制になりやすいようです。

3 テーマ別訪問MR

　Nさんは外資系製薬企業の大病院担当の女性MRです。彼女は今年、入社5年目で本社に抜擢された注目株です。なぜ彼女がMRとして優秀な成績を収めたのでしょうか？　それは彼女が**訪問するドクターを自分なりのテーマに基づいて訪問していた**からです。

　彼女の場合、訪問スケジュールを決めるときには「売上げを上げるための訪問」、「学術知識を深堀するための訪問」、「人間性を磨くための訪問」、「自分の好みのタイプの人に尽くす訪問」と4つに分けて訪問していたそうです。そしてそれらをバランスよく訪問することにより、売上げも自分の知識や魅力も向上させていたということです。

　特筆すべき点は自分をダメ出しする批判的なドクターを進んで訪問していたことです。

　自分の言われたくない弱点を聞くのは辛いけど、そこがわかれば怖いものはないと訪問していたそうですが、最初の頃は何回も訪問後、車の中で泣いて帰ったそうです。しかし、慣れてくると自己批判を逆に楽しめるようになったといいます。そのような涙ぐましい自己批判の状況を作り出すNさんの評価が社内で一気に上がっていくのがわかりますよね。

　インタビューをしていて私には到底真似のできないことだなあと感じた次第です。

POINT解説

①MR活動は自分を磨く場であることを認識して仕事をしているということ

　MR活動は飯の種を稼ぐところでありながら、実は自分のビジネス力やマインド、スキルを磨く場であり、それを意識して仕事をするのとしないのでは同じことを行っていてもまったく違う結果になります。

②自分を批判してくれる人の声を進んで聞く勇気

　これは本当にすごいなと思います。ほとんどの人は苦手だと思います。多くの人が苦手なものに真っ向勝負できるというのも強みになりますよね。

③自分を磨いたスキルをまた様々なところで活用して、多くの人の役に立っていること

　これも大事ですよね。自分が得たスキルは自分だけに使ってもあまり意味のないものです。困っている人をどのように救っていくのかでその貢献は大きく変わってきます。これは社内でも社外でも同じことです。

4　楽しく仕事する仕組み作りMR

　M氏は外資系製薬企業の専門領域MRです。彼の会社は中堅どころゆえに競合が激しく最近、会社の士気が下がっているそうです。そんな中でもM氏は優秀な成績を収めています。そんな彼の得意技はタイトルどおり、楽しく仕事をする仕組み作りがうまいということです。**自分のモチベーションをアイディアでコントロール**しています。

　M氏は月末に次月の訪問計画を立てるときにそれを一覧表にします。1ヵ月分が一目でわかる表です。それを会社の自分の机に貼っています。そして訪問した順に特製のシールを貼っていきます。そしてそのシールが予定で満杯になったら、自分にご褒美としてお気に入りのお店で好きな日本酒のボトルを入れるそうです。

　また、パソコン上には自分の顧客のカルテが作ってあり、そこに自分と顧客の2ショット写真を貼っています。**2ショット写真を撮れるぐらいまで仲良くなる**ということが大事ということで始めたそうですが、最近ではこれが楽しくてどれだけ新しい先生と写真が撮れるかを追求し、積極的に訪問してドクターに事情を話して写真を増やしているようです。ドクターも面白いMRだなということですぐに打ち解けてくれることが多いようです。

　M氏がMRを楽しんでいる様子がよくわかりますよね。

POINT解説

①自分の目標を常に意識するツールを目に付く場所においている

ダイエットでもそうですが、常に目に付く場所に目標数値と現状がわかるようにしておくと達成しやすいといわれています。自分なりに意識しておくことは大事ですね。

②目標を達成すると自分にご褒美を与える

これもモチベーションを維持するためには重要なポイントだと思います。自分なりに頑張ろうと思う仕組み作りを持っていれば会社が評価してくれなくても不満は募らなくて良いのかもしれません。

③ドクターとの2ショット写真

これはナイスアイディアだと思います。人間いつどうなるかわかりません。一期一会の精神で生きている気持ちをこのように先生との写真で表現をしていくというのは多くのドクターの共感を生むのではないでしょうか。

5 凡事徹底MR

K氏は内資系大手製薬企業の病院MRです。会ってみてもどちらかというと表情も硬く、職人風の方です。しかし、成績はいつもトップを維持しているベストMRの1人です。

彼の座右の銘は「凡事徹底」。K氏いわく、MRの成績に貢献する要因は2つ。1つはコール数の高いレベルでの維持、もう1つはそのコールの質と量のさらなる向上です。そのために彼が行っていることは**説明会と勉強会**の実施です。これはMRなら誰でも行っていることですが、彼の場合は数も種類もダントツに多いということです。

自分に課しているノルマは1日1回以上、そしてその勉強会のバリエーションは12種類にも及びます。対象は医師、薬剤師、ナース、病院全体とそれぞれに合った催しを企画・提案します。

ポイントは相手の知りたい情報を先に調査して、その情報をコンパクトにまとめて伝えることと最後にさりげなく5分だけ製品ポイントを話すことだそうです。この方式に変えてからはディテーリングをするのが馬鹿らしくなったとK氏は言います。通常ではなかなか5分間きちんと製品について聞いてくれないですから。

毎日、最低でも15分、最長なら1時間も多くの病院スタッフに自分をアピールするK氏、売れるのは当然のことですね。

POINT解説

①自分のコール数の質と量を上げるためにはどうすればいいのかを考え抜いている

効率よくコール数を増やし、そのコールの質を上げるためには説明会と勉強会を活用するのが最も効果的と考え、そこにフォーカスしている。

②12種類の勉強会を実施できる

顧客が知りたい情報は多様化しています。でもそのニーズに応じて勉強会を行うコンテンツ量の多さに努力の跡がにじんでいます。

③5分だけの製品説明

説明会で5分だと短いような気がしますが、それをディテーリングだと置き換えればしっかりと製品特性を伝えられる5分ということであり、かなり充実したディテーリングだと言えます。勉強会の中なので顧客に伝わる力も強いのではないでしょうか。

6 MS活用型MR

　内資系製薬企業の開業医担当のO氏は私の古くからのMR仲間です。でも彼がMR活動の中で額に汗して必死に回っているというイメージはまったくありません。しかし、売上げは常に上位を維持している優秀なMRです。
　そんな彼の秘訣は「MSと一緒にプロモーションをするのが上手い」ということです。
　その**人心掌握術**には特筆すべき点があります。

①自分の担当しているエリアのMSとは全員同行をして1人ずつの特徴や仕事の強みをファイル化している。
②MSの記念日は絶対に忘れない。
③卸内のパワーバランスをきちんと把握している。
④日常の業務と特別な仕事の区切りをきちんとしてMSのモチベーションを下げないように工夫している。
⑤卸の支店長に月報を提出して貢献してくれたMSについてレポートしている。

　よってMSもO氏の発言や仕事へのプライオリティが高くなり、O氏のお願いが通りやすくなる状況を作り出しています。MR1人で動くよりMSが動くことにより、**何十倍の結果になって跳ね返るシステム作り**をしているO氏は見事というしかないですね。

> POINT解説

①MSを仕事のパートナーとしてよく知ろうと努力している

　MSも人の子、お互いをよく知り合っている人を尊重するのは当然のことです。記念日を忘れないで、自分のことを常に気遣ってくれるMRの売上げを上げるのは当たり前ですね。

②仕事のメリハリを意識している

　いつも売ってきてくれ〜というMRに対してMSが冷ややかな目になるのは当然のことです。会社の取引関係でプレッシャーをかけてくるようなMRの仕事に場合、返事はいいけど、心の中では快いとは思っていないはず。O氏のように大事なポイントだけお願いされるのはモチベーションが上がる頼み方になると考えられます。

③評価される仕組み作りがうまい

　MRの立場で頑張ってくれた人を評価してレポートしてくれることはMSにとってもうれしいこと。O氏のレポートに載りたいと思うMSも増えていくことに結びつきます。

7 マッチングMR

　S氏は外資系製薬企業に勤めるエリア制MRで開業医から大学病院まで幅広く訪問をしています。S氏の会社は非常にニッチな分野の薬を扱っているのでMR1人が1つの県を担当しているのです。よってS氏はその薬の関連する診療科を県単位で見渡せる環境にあります。そのS氏の得意技は**ドクターマッチング**です。

　例えば、A病院が気になっている若手ドクターをA病院の院長に紹介したり、また病院やクリニックが欲しいと思っている人材を大学や他府県の病院からピックアップしてミーティングの場を設けることを得意としています。また、学会や研究会などドクターが集まるところで、そのようなマッチングを設定することも多いそうです。

　人材が財産である病院やクリニックにとってこのようなサービスは願ってもいないチャンスです。よってS氏のサービスは多くのドクター経営者に喜ばれています。

　ただ派手に動くことはできず、人の流動を良く思わない人も多いので気を遣うことも多いようです。それでも本当のニーズをきちんと実現するS氏の価値はその地域の先生方にはなくてはならないものとなりつつあります。

POINT解説

①鳥瞰的な視野で真のニーズを把握

広いエリアを担当し、かつ狭い領域のために特定の専門医を把握していることはニーズの共通点と絞込みが可能です。また、1人のドクターの悩みを解消するとそのソリューションが他のドクターにも応用しやすい特徴があります。

②人材の確保

経営者的センスを持つドクターは医療機関の保有するリソースの中で最も大事なのは人材であることを知っており、良い人材を揃えることは良い医療サービスを提供する必要条件であることを知っている。よって常に良い「人材」を確保するためのサポートをすることは大きな貢献に結びつきます。

③マッチングするための必要条件

マッチングに必要なことは両方のドクターについて良く知っていること、特にキャラクター的に合うのかどうか？　そして会うことにメリットがあるのかどうかを見極める必要があります。それをアレンジできるのは常に会っていて、状況を把握している者にしかできません。

8　ゴルゴMR

　M氏は現在、外資系製薬企業の営業本部長として活躍している私の元上司です。彼が私の上司だったとき、大阪営業所でしたが、たった2年足らずで売上げを一気に3倍にした凄腕MR兼マネジャーでした。

　その3倍の内訳を見ると約半分をM氏が売上げていました。課員は全部で9名、その凄さが分かりますよね。その彼の強みは**チャンスを絶対に逃さないというディテーリング**です。

　詳しく述べると、ドクターに会えるチャンスを逃さない、伝えるメッセージと資料の準備に余念がない、その病院で誰を攻略すればいいのかのターゲティングの選定の正確さ、が他のMRとまったく違うレベルであったということです。そのために朝の3時でも訪問するし、必要なら鞄一杯の資料さえも用意していました。まるでゴルゴ13のような仕事ぶりでした。

　彼のMR活動を見て、なんと自分のMR活動は無駄が多いのだろうと思い知りました。私はM氏が上司になって以来、困ったことがあれば「この場合、M氏ならどう考え、どう処理するだろう」と考えるようになりました。その会社に4年半いましたが、楽しいMR生活を送れたのもM氏のお陰だと思っています。

　ちなみにM氏と仕事をしていたのは2年程度、その後、M氏はとんとん拍子に出世され、今のポジションにいます。まあ当然だなと思います。

POINT解説

①会える時間の調査と訪問

　M氏と同行して気づいたことは、必ずドクターに面会したときに自分のできる価値とドクターに会える時間をチェックしていたことです。そして、365日24時間ドクターの都合に合わせて訪問することを徹底して伝えていました。これは顧客側にすればストレスのかからない時間を指定できるのでありがたい話ですよね。

②十分な準備

　M氏は訪問するときに必ず前回のディテーリングで話していた約束の文献はもちろん、それ以上の資料や情報を調べ、きちんと整理して届けていました。もしドクターが緊急のオペなどで不在になっても読めばわかるように読みやすくファイル化していました。

③信頼感の構築

　規則正しい勤務のドクターに対しては曜日や時間帯をきちんと決めて約束し、その時間の訪問をきちんと果たしていました。それによりドクターは自分の必要なことをM氏に頼むようになっていくのを横で見ていて、こういう信頼感の構築方法もあるのだなと思いました。かといって「**廊下にずっと立っていることはほとんどなかった**」のが凄いところです。

MRデータ集1「理想のMR像アンケート」

　MR-NETで理想のMR像についてアンケートを取ったところ下記のような結果となりました。データは高比率の順に分けています。量は多いですが、本音が出ていると思います。

①理想のMR像を一言で言えばどんな状態ですか？
　1位　学術知識が豊富
　2位　ドクター人脈が豊富
　3位　人望がある
　4位　MRとしてのスキルの能力が高い
　5位　アイディアが豊富
　6位　卸との関係作りがうまい
　7位　社内人脈が豊富
その他
　・社会人としての常識がある（モラルがある）
　・ドクターに薬物治療の適切なアドバイスができる
　・売っている
　・ドクターニーズの把握が的確
　・質問力のある人
　・ドクターだけでなく他メーカーやコ・メディカルなどから情報をもらえるような環境を作れる人
　・個性が強い
　・業界の人脈と医療行政の知識も必要
　・部下に対する指導能力
　・企画、実行力がある
　・誰も真似できない特技がある
　・エンドユーザーである患者さんのことを考えられる
　・マネージメント能力がある

②自分がその理想のMRだとすれば年収はいくらが妥当だと思いますか？
　1位　1000万円
　2位　1200万円
　3位　1500万円
　4位　2000万円
　4位　　900万円

③理想のMRになるためには何が必要だと思いますか？
　1位　会社研修の充実
　＜具体例＞
　　レベル別の研修
　　スキルアウトプットが主体となるべき
　　営業コンサルタントの講習
　　カフェテリア形式の研修
　　製品関連知識
　　マネージメント
　　コーチング
　　学会参加
　　最新文献の閲覧
　　自社製品以外の学術知識教育
　　スキル研修・学術研修
　　コンテスト形式や模擬医師による実地ロープレテスト
　　薬だけでだけでなく、医療を取り巻く知識
　　製品関連医学知識
　　学術知識を得るための教育
　　MR資格研修
　　中堅管理職研修
　　製品だけでなく、疾病全体の勉強
　　市場の見方、調べ方

強制ではない自主的に参加できるプログラムの充実
本人が多くのMRと同行し良い面を吸収
直属の上司の研修
異業種との交流研修

2位　自己啓発

＜具体例＞

文献を読む

様々な分野の本を読む
やっているにこしたことはない
どのような資格や制度があり、それを活用している人はどう活用しているかを知りたい
1つのことに秀でる＜ゴルフ、スキー、テニスなど＞
英語
読書
ビジネススキル
資格取得
講演会参加
異業種交流会参加など
厚生省関連の資料の読み方
マーケットに関するもの
薬剤疫学に関するもの
MBA
TOEIC
経営コンサルタントスキルの獲得
スポーツ
学術知識習得
PC力
MRに必要な知識以外の専門知識を高める
多方面の知識

質問のやり方
相手との関係強化の方法
話題のための情報収集
２年に１度の学会参加は極めて大切。毎年では内容が似ているので新鮮味少ない
３位　日頃の仕事習慣
　　＜具体例＞
コンサルティングMRを心がける
とりあえず売上げは見ない
「基本に忠実に」が難しいんですよね
Plan～Do～Checkでしょう
薬剤部、調剤薬局と仲良くなる
規則正しい生活
会社の学術研修
スケジュールをきちんと決めて、それが終わらない限り家に帰らない
ドクターを選ばない気持ち
日報を管理しスケジュールを常に確認する
ドクターに信頼される活動を心がける
患者のためになるMRを目指して
すぐやる
研究会の立ち上げ
セミナー回数など
約束は守る
コツコツ仕事
ドクターと徹底的に話し込む
ホウレンソウの徹底
ユーザーへの提案
時間厳守
文献を読む癖

物事を図式化して整理する癖
　　ゴールを想定して作業を逆算する癖
　　個々のドクターが何を期待しているのかを日々意識しながら目標を
　　たてる
　　休みの日＜特に雨の日は普段みれない医療情報サイトのチェック
　　光導入が楽＞
　　フットワークを良くする

④理想のMRになる努力はされていますか？
　　している　　79％　　　　　　していない　　21％

⑤会社に所属していることは理想のMRの妨げになるといわれる方も
　いますが、どのように思われますか？
　　一般社会にとらわれないフリーランスMR、地域密着型MRがいる
　　ならその方が理想に近い　　　　　　　　　　　　　29％
　　利益誘導型でも今の方が理想のMRに近づける　　　　65％
　　MRのスキル習得には会社の力は不可欠だと思う　　　 6％
　　その他
　　　・似通った薬剤が多すぎる
　　　・ドクターの考えは変わらない
　　　・成功例を話すMRの成功例は後付けが多い
　　　・そんな考えをもったことはないし、それは理想でもない
　　　・地域密着のフリーランスが良いのでは？　大学や病院をフリー
　　　　で担当し、各メーカーからよりよい薬剤のみを委託させる。専
　　　　門性も持てる
　　　・自分の所属している上司によると思います
　　　・全て本人の心がけしだいですが、上司が、実績一辺倒の人だと
　　　　最悪です
　　　・理想のMRを求めるより、家庭が大事

- 所属の有無に関わらず、「プロ」になれると思う
- 新薬立ち上げ手伝いMRなんていいと思う。採用が難しい時代だからこそ、新薬の採用手伝いを請け負う。大病院ほど採用のポイントは複雑で、開業医のように1人に気に入られれば終わりというものではなく、実に複雑な根回しやポイントがある。そのノウハウを知っていると、採用の確率は高いし、採用後のその薬剤の院内での位置付けが有利なところに置かれる。1品目年300万円で2年間手伝うということで、大病院では商売が成り立つような気がする。スタチン・ARBなど含めて大手でもその病院の人脈やノウハウもってなければとても入らない時代です
- 現状では大手の方が人材が豊富だと思います
- 社員教育、営業スキルなどの研修が充実している企業であれば、妨げになることはない。また、理想のMRになるかならないかは本人の努力次第であり、会社に所属しているからというのは言い訳に過ぎない。与えられた環境で伸ばす能力がなければ、あらゆる状況の中で対応できる能力も欠くことになる
- そうは思いません。会社の看板を背負って始めてドクターと向き合えるのがMRである以上、まずは会社の方向性と自己実現の2つを満足させることを考えないといけないと思うから
- そうは思わない。十分なバックアップ体制のある会社もあるので
- 会社に属しているほうが良い（これは今の年齢だからということもあります）
- 薬剤の全般的なアドバイスなら、薬剤師がすればよい。現に、専門薬剤師の導入や認定化も検討されているようですし。ある製品や領域に専門的な知識など提供できるということは、メリットにはなれどデメリットにはなり得ないと思います。要は、それら知識やMRを活用する、医師・薬剤師等の専門意識が低いことが問題
- 地域密着型は人脈を築く上ではいいと思いますが、MRの新規開拓のモチベーションは保てなくなるので良くないと思います

⑥自分が描く理想のMRは周りにおられますか？
　　いる　　61%　　　　いない　　39%

⑦いると答えた方へ質問です。その方はどのような部分で理想と感じますか？
　　私では想像もつかないドクターへの気配りと豊富な学術知識
　　地域のインフラ整備がうまい
　　得意領域を持ちドクターに処方提案できる能力があり信頼が得られている
　　まじめな部分と、遊びの部分の両立
　　学術・人脈・人間関係・専門性に特化しグローバルな情報を常に備えている
　　ドクター人脈が豊富
　　仕事に対して厳しく、部下に教えられるだけの経験、苦労をしてきた上司
　　提案型営業
　　組織化構築
　　医師への対処スキル、日頃のニュース、医療情報に対するアンテナの高さ
　　有言実行
　　アイディアが豊富
　　常に顧客の立場になって考えている
　　理想のMR像を全てもっていた人間
　　業績の良し悪しというのは問題でなく、ポンテンシャルの高さが理想。常に高い目標を目指し、自己研鑽している
　　熱意・テンション
　　ドクターから自社製品領域以外の情報を求められており、ドクターだけでなく病院関係者、他MRとのコミュニケーションが非常に良い

他社MRにも手本となる行動をしている
MRとしてのスキル面

⑧理想のMRに近づくために今後やっていこうと思われることはなんですか？

淡々と着実に
幅広い知識の習得
自己啓発
まじめにコツコツとやる
コミュニケーションスキル研修への参加
日々の努力
MRとしての知識はもちろん必要だが、営業としての心構えをしっかりもつ努力が必要
読書・ネット・学術知識
まずは他の方の活動でいいと思うことを自分で考えたアイディアなどを実践してみる
異業種交流
社外の研究会への参加・資格を取りたい
中小企業診断士
初級シスアド
人脈作り
マーケティングの勉強
お酒に強くなる
質問力の強化
情報を集める方法とそれを整理する力
最低限の先端情報やキーワードは押さえておきたい
体力の衰えを一切感じさせないように空き時間を使って、体力維持に努める
デジタルの技量をアナログ人間相手商売への活用

良いスキルは盗むべく相談はテクニックを教えてもらうなどさらなるコンタクトを図る

その他自己研鑽として常に営業方針について疑問を持ちスタイルを色々試している

理想のMRに対して恥ずかしくない行動、業績を上げること

とりあえず英語

尊敬する上司をよくみて仕事をする

担当製品関連の知識習得

プレゼンのスキルアップ

常に新しいものを身に付けていけたらと思う

医療・医薬業界での人脈を築く

継続的なスキルアップ

社内の組織づくりと後進の育成

海外学会Webを理解するために外国語の強化

楽しんで仕事をする

日々の勉強と企画

提案能力の向上

ドクターのために役立つことを貪欲に吸収していく

全ての領域に精通した学術知識の習得に励む

COLUMN②

面談率を上げるMR活動とは？

　MRは薬の処方量やそのポテンシャルでドクターの訪問重要度を選定していくことが多いですが、そういう売りだけを考えたMR活動に集中するとその心を読まれて顧客に支持を得られなくなる時代になってきていると最近、感じます。

　これは院内のMR活動でも同じです。顧客はドクターと薬剤師だけだから他のスタッフは知らないのでしらんぷりをしているMRは山のようにいますが、院内のスタッフルームではそのことも情報共有されています。

　私も医療機関に勤務していたことがあるのでよくわかりますが、スタッフの見る目は的確です。「あのMRは患者さんにぶつかりそうになったのにお詫びもしないでドクターの方へ駆け寄った」とか「あのMRは必ず喫煙コーナーでたむろしている」とかよく知っています。そして、病院内の飲み会などでドクターや薬剤師にもその情報は共有されます。知らないのはMR当人のみです（笑）。

　そういうMRがターゲット病院で面談率を上げられるか？　絶対に上がりません。ナースや受付も取り次ごうという意欲を持ってくれませんし、ドクターもそんな評判の悪いMRに会うということで自分の評判を落としたくないのです。

　今はネットがある関係で情報共有はかなりのスピードで進みますし、その経路はまったくもって複雑系です。A病院で評判の悪いMRの情報は携帯電話やPCを通じて、連携しているクリニックや病院のスタッフにもつながるし、同じ学校同士のナースの仲間や事務系のつながりでも広まる恐れがあります。

現に院内の恋愛情報は結構筒抜けです。それはMRの皆さんはよく知っているはずです。悪い情報、興味のある情報は一瞬で駆け巡るのです。その点は是非、気をつけて欲しいと思います。
　さて、本題の面談率に話を戻したいと思います。
　面談率を上げる要因は下記の通りです。

①MRの工夫できる部分
　アポイントを確実に取る
　院内では全方向的に情報発信を行うつもりで
　ITを活用した情報発信活用
　常に紳士淑女であること
②顧客の問題
　ドクターの空き時間把握
　精神的な余裕を持つタイミング把握
③環境の問題
　訪問規制の克服
　きちんと話をできる場所の確保

　よって、上記の要因を調べて、顧客のストレスがかからない場とタイミングを計ることは大事だと思います。聞けるなら顧客に直接、いつのタイミングであればきちんと話をしてもらえるかを質問してもよいと思います。
　繰り返しになりますが、「会う」というのは時間を費やしてもらうことなので価値ある時間じゃないといけないということです。メールで済むことはそれで済ませることも大事な時間短縮です。面談率を上げる最大のポイントは**「1回1回が価値ある訪問で次に再び会いたいと思わせるディテーリングができるか？」**という部分だと思います。
　ワンフレーズトーク100回よりもきちんとした面談30分の方がビジネス的に効果あることは経験的にご理解頂けるかと思います。

第3章
MR個人のキャラクターを生かす

アプローチ重要視型MR
同僚サポートMR
世話好きおじさんMR
ボディービルMR
逆張りMR
父さんMR
タウンページMR
吉本系MR
バツMR

⑨ アプローチ重要視型MR

　O氏は広域を担当する内資系企業MRです。彼の得意とするのはそのエリアで最も押さえておかなければならないドクターを確実に落とすことです。

　O氏の考えは「ドクターは別に病院やクリニックだけでアプローチする必要性はない」という前提があります。それよりもどれだけ最短で「話を聞いてもらえる信頼関係を作れるか」ということにフォーカスしています。

　O氏いわく、正攻法で攻めることももちろん大事なことだけれど、できれば早くかつ効果的に心に入り込みたいといつも思っているとのことです。そこで大事なのは**「ターゲットドクターの周りを取り巻く人脈関係」**だそうです。

　この人脈を詳しく調査し、どこからアプローチをすればスムーズにドクターと親しくなれるかの戦略を考えるそうです。

　先日もある病院の内科部長をターゲットにして、調査をしたら行きつけのゴルフ練習場があったそうです。O氏は早速、そのお店の有料練習生になって内科部長と親しいコーチとも仲良くなりました。その後はもう想像つきますね。ちなみに付け加えておくとすべてO氏のポケットマネーだそうです。

　でもこういうO氏のようなMRは今の厳しい状況でも強いビジネスをしていることがよくわかりますね。

POINT解説

①定石と奇襲

　O氏は医局で待つのが嫌いだそうです。よって医局へは必ず会えるとわかっているときにのみ、訪問するそうです。それ故に医局外で会うためにどのように関係構築ができるのかを常に考え、創意工夫をしているそうです。

②スピード

　O氏は仲良くなるスピードが売上げの伸びるスピードを決めると考えているので、フランクに話ができるまでの時間短縮を常に意識しているそうです。

③ベストを尽くす

　組織人であるとどうしてもその組織の持つリソース活用に意識が行きがちになります。また、会社の経費内で事を納めようとする人がほとんどです。でもそれでは顧客の心を掴むチャンスを逃すことになると言及しています。**必要なときには自腹を切ってでもそのチャンスを確実に掴むこと、それがビジネス投資であり、将来的に自分を楽にしてくれると知っています。**

10 同僚サポートMR

　M氏は外資系製薬企業に勤めるエリア担当MRです。以前、M氏と私は同じ会社の同じエリアを担当していました。新薬発売が重なった時期にすべてのMRが自分の実績をあげるためにやっきになっていました。そんな慌しいときに1人落ち着いて楽しそうに仕事をしていたのがM氏です。

　彼はアップアップしているMRを見つけては、密かに手助けをしていました。彼自身、そのときにMRの資格試験もあり、チームリーダーで様々な仕事が他にあるにも関わらずです。そんなM氏に私だけではなく、多くの同僚が心の中でサンキューと手を合わせていたと思います。

　新薬発売が始まり、成績が比較されましたがM氏はちょうど真ん中ぐらいの成績でした。そして彼がサポートした多くのMRが彼よりも良い成績を収めて、自分だけでゲットしたかのごとく、ボーナスや昇進をゲットしていきました。それを微笑みながら見ているのをみて、こんな素晴らしい人と仕事ができてよかったなと思いました。

　ちなみに会社合併の話が出て、多くのMRが足の引っ張り合いをしているときも彼だけはマイペースで仕事をしていました。私がMRをサポートする仕事をしているのもM氏の影響が大です。でも、製薬企業の中にこういう人を評価できるシステムがないのが寂しいですね。

POINT解説

①陰の立役者
　山本藤光氏も指摘している通り、営業チームには色々なキャラクターがいて、初めて威力を発揮します。M氏はそのチームの中でも癒しとメンター的存在として大事な存在でした。特に新薬発売の忙しい時期にもかかわらず、同僚のサポートをできるという余裕は凄いと感じました。

②尊敬される存在
　今、職場環境の中で尊敬できる上司がいない、先輩がいないということをよく聞きます。それは競争環境の中で余裕がなくなっていることが大きな原因です。M氏は自分の理想とする職場環境を考えたときに数字には厳しいが和気藹々とした姿をイメージしていたそうです。そして特別なことではなくて、ちょっとした自分のできることをこつこつ行ったそうです。

③若手への影響
　若手が物事を把握できないとはいえ、自分を育ててくれる人、サポートしてくれる人を尊敬しない訳がありません。**社内のパワーバランスと心の中の尊敬とはまったく違うロジックで動きます**。M氏いわく、ポジションは運が関係するけど、仲良くなるということには運も策略も必要ないし、それで仕事が楽しくまわればそれでよいという考えです。ある意味、達観していますね。

11 世話好きおじさんMR

　今回のインタビューは外資系製薬企業の開業医担当MRのSさんです。Sさんは伸びの鈍化している開業医市場で着実に売上げを上げているベテランMRです。実は本社から本社勤務の要請があったにもかかわらず、顧客の要望で断った経緯がある人気MRです。

　彼の得意技は「**世話好き**」ということです。一昔前のプロパー時代にはよく見られたのですが今ではなかなかいないタイプです。しかし、忙しいのに多くのクリニックスタッフに貢献しているのには秘訣がありました。MRは以前のように経費も使えないし、医療機関に対して過剰にサービスをすることはできない今の状況の中で、S氏は昔堅気な自分に何ができるのかと真剣に考えたそうです。

　そこで思いついたのが携帯電話による医療スタッフのメル友化だそうです。今まで実際に会って話をしていた皆さんとリアルとメールの両方でサポートすることにより、一層の満足度をあげようと思ったからです。そしてこの携帯メールでは特に精神的サポートを心がけているそうです。携帯メールを最初はまったく使えなかったそうですが、娘さんに猛特訓を受けて今ではかなりのスピードで返信を打てるそうです。

　このように**環境が変わってもツールを変えてニーズのあるサービスを継続する**、こういう努力が実績に結びつくのだなと改めて感じさせられた今回の取材でした。

POINT解説

①人好きである

　MRの資質として最も必要なのは人が好き、色々と世話を焼くことで喜ばれることが好きを体現している方だと思います。純粋にこれをできるMRが減っている昨今では光る存在だと思います。

②自分の得意分野を理解している

　自分は管理職よりも現場で顧客と触れ合って仕事をしているのが喜びであり、向いていると理解しています。自分の得意技を磨いて、それを顧客にサービスし、喜ばれることを自分のライフワーク化しているのが凄いですね。

③コミュニケーションの取り方を工夫している

　いくら顧客に良いサービスをしようと思っていても、時代が変わって状況が変わればコミュニケーションを変えないと意思が伝わらないですよね。年齢的に苦手だ〜とかやりたくないというのではなく**好きなお客さんが望むなら自分から変わろうという姿勢がいいですね**。

12　ボディービルMR

　今回は外資系製薬企業に勤めるマネジャーK氏のお話です。K氏はもともと内資系製薬企業に勤務していましたが、いくつかのキャリアアップを重ね、現在の会社におります。

　K氏のビジネスが順調に進んでいる秘訣は彼の趣味にヒントがあります。K氏の趣味は筋肉ムキムキのボディビルディングです。そして彼はボディビル大会入賞の常連です。

　K氏いわく、仕事もボディビルも同じなのだそうです。両方とも**目標とする姿をイメージして、それを達成するためのステップをこつこつと歩んでいくことが大事**だということです。仕事も筋肉もきっちり行ったことは必ず身につくそうです。「筋肉は嘘つかない」というのが彼の口癖です。

　そして、1週間ごとにメリハリをつけることと忙しさも強弱をつけて仕事のリズムを作り出すことがモチベーションの維持に役立つとのこと。しっかりと中身の濃い仕事を時間内に仕上げて、仕事の後にフィットネスクラブでトレーニングに励むK氏。ボディビル大会も社内売上げコンペもまだまだ入賞ロードは続きそうな勢いです。

　ちなみに私とは同じフィットネスクラブでトレーニングしていましたが、持ち上げるバーベルの重さは私の3倍の重さを持ち上げていました。凄い人です。

> POINT解説

① **パーフェクトな健康管理**

　ボディビルをしている人の食生活は徹底しています。食べることで体型が変わることを知っているからです。また、必ず定期的に身体を鍛えるので身体は極めて健康体です。運動不足でメタボリックな生活を続けているMRが多い中で光る存在であることはいうまでもありません。

② **タイムマネージメント**

　ボディビルで身体を鍛える時間を作り出すために綿密なタイムスケジュールを組んでいます。きっちり仕事をして、きっちり鍛える、見ていて理想的です。

③ **目標達成能力**

　ボディビルの大会で優勝するには、すべての筋肉を美しく見せるためにしなければならない運動をきちんと行わなければいけません。毎年、きちんと入賞するK氏の話を聞いていると、仕事も同じように目標設定と目標達成のために何を行うのかをきちんと決めて実行しています。それが実績に結びついているのを見て、仕事も筋肉もやったことが形になるということを表しています。

13　逆張りMR

　今回は大手外資系製薬企業のN氏のお話です。N氏とはいつも医薬系のセミナーや研究会でよく会います。そしていつも飄々とした雰囲気をかもし出しながら、関西弁で鋭い突込みを入れるのが特徴的です。でも彼は周りが認めるスーパーMRの1人です。その理由をお話しましょう。

　その最大の特徴は彼の発言や行動が大多数の逆を張るという戦略（性格？）です。例えば、MRが絶対に訪問しない医療機関への訪問やみんなが苦手なドクターへの頻回訪問、MRが勉強しない分野へのアプローチなどを好んで実施します。

　そしてそこから得た独自の情報網とユニークな思考回路から有益な情報を提供し、周りの関係者を虜にしてしまいます。そして周りの人達には不安になるような言葉やかく乱する言葉を発して注意を促して、その裏では人間味あふれるサービスを展開します。

　これが多くの人を魅了するのです。Vシネマの「ミナミの帝王」の主人公、萬田銀次郎と同じ戦略です。表は冷徹な金貸し、でも裏では人情派、そしてビジネスではユニーク手法で驚くべき結果を出し、多くの関係者を喜ばせるというモデルです。かくいう私もN氏のファンであることはいうまでもありません。

> POINT解説

①あまのじゃく発想

　他のMRが行かないところは概して、仕事的に面倒であったり手間がかかるところが多いものですが、あえてそこにチャレンジしていくことが処方に結びつくことを直感的に知っていること、そしてなによりもそのチャレンジが自分自身を成長させることを理解しているところが凄いですね。

②判官びいき

　サラリーマンはその習性から弱いものを助け、少数派を擁護するのが苦手です。でもN氏は自分の考えが貫けないのであれば辞めても良いと思っているので、非常にパワフルです。そういう踏ん切りというか突き抜けが彼のバックボーンにあるようです。

③本音を突く質問

　N氏はその人が何を目的としているのか？　意図しているのか？　欲しているものは何か？　を見抜くのが得意でそれを一言で言い当てます。言われると図星の人がほとんどなので心中で痛いところをついてくるなあと感じさせます。それだけだと嫌な人ですが、それに対して嘘をつかずに正直にN氏にいうと彼なりのサポートが待っています。そのサービスは常に相手のニーズをピンポイントで突いてくるので高い評価を得ています。

14 父さんMR

　K氏は中堅外資系製薬企業に勤める開業医担当MRです。もともとは長い間、営業所長をしていましたが本人のたっての願いでキャリアMRとして活躍しています。彼は管理職が長かったのでその間に育てた部下は数知れず、そしてその中からも多くの優秀な人材が輩出されています。K氏はMRという仕事を**天職**だと思っており、多くの若手MRから仕事上の父親的存在として認められています。

　また医療機関においてもナースや若手ドクターにとってちょうど親の年代に近いということもあり、K氏にとっては自分の子供の姿とダブることがよくあるそうです。そして仕事以外のことでもついついおせっかいを焼いたり、相談に乗ったりすることが多いそうです。そんなK氏ですので得意先でも人気があるのはご想像の通りです。

　多くの人材を育てているのでK氏の要望は会社内でもスムーズに通るそうです。なにしろ本社にいる精鋭は教え子が多いわけですから当たり前ですよね。そんな社内外に人望の厚いK氏ですからキャリアMRとしての実績もトップクラスです。でも人には見せませんが、今でも毎日きちんと計画通りにアポイント訪問して、淡々と顧客の要望に応える仕事をこなしていく地道な努力があることはいうまでもありません。

POINT解説

①MRが天職

　MRを天職とし、MRの仕事を通じて貢献をしたいという気持ちの強い方です。MRの仕事をこのように考えて動ける人が多ければ多いほど、業界も栄えるのですが残念ながら、最近このようなコメントを聞くことが少なくなりましたね。

②若手を育てるのが楽しい

　K氏はMRの仕事はこんなところが楽しい、こうすると楽しく仕事ができるということを若手に伝え続けていった結果、多くの若手がどんどん育っていったといいます。しかし、K氏を見ていると言葉よりも実際に醸し出している雰囲気や背中で多くのMRに影響を与えたのではないかと感じます。

③考え方を周りに理解されている

　周りの人に良かれと思って自分の行動を決める、ということを周囲の人はわかっているので、K氏には喜んで協力をしてくれるそうです。自分のことしか考えていない余裕のない職場環境にも問題があるけれど、そんな中でも思いやりの気持ちを忘れたくないというK氏の活動には人望を得る多くのヒントが隠されていると思います。

15　タウンページMR

　S氏は大手外資系製薬企業に勤める専門分野のMRです。彼は40代後半でどちらかというと学術は苦手で、きちんとしたディテーリングも得意ではありません。ところがそのエリアのドクターにとても愛されているMRの1人です。ドクターだけではなく、そのエリアの人々に愛されてます。なぜ彼が愛されるのでしょうか？

　彼自身が最も好むことは人が集うことです。S氏は生活の中でことあるごとに近所の人を集めてはイベントを行い、そしてその地域の居酒屋や飲食店の上得意様になっています。そしてどのお店にも多くの友人がいますし、常連となっています。S氏に対し、真剣に市議会議員の立候補を薦める人もいるぐらいです。

　彼は自分の住むエリアの人達のために色々とイベントを企画し、**地域の人達が仲良くなるよう工夫**しています。それによってS氏自身はエリアの名士だし、信頼できる**地域のコネクター**なのです。

　だからS氏はドクターの要望や目的に応じて色々な人を紹介できるわけです。それはお互いにとってメリットのあることなのでこれも多くのドクターや業者の人に感謝されています。まさに生きているタウンページのごとくです。そんな彼の成績が下がるわけないですよね。

POINT解説

①自分が得意な友達作りを仕事に生かしている

人と集って、わいわいやるのが好きであること、そしてその集まってきてくれた友達が好きでお酒を通じて地域で深く知り合う人の数を着実に増やし、その人達の悩みや夢や希望を把握している。そして、地域として医療も捉えているのでこういう人々に医療の情報を伝えるし、医療機関にも地域のニーズを伝えている。

②WIN‐WIN‐WINの仕組みづくり

経済は地域の中でお金をどんどんと循環させるものという考え方から、ドクターの悩んでいることを解消するサービスを持っている人を地域の中でどんどん紹介して、ビジネスに結びつけるマッチングを無償で行っている。それにより、S氏もドクターもサービス提供する友人達も喜ぶ仕組みになっている。

③愛されて尊敬される存在である

自分の好きな友人やドクターが喜んでくれれば自分も嬉しいと思っている人なので、周りの方から愛されて、尊敬される存在であることは、ある意味、理想的な形といえるかと思います。ただ、飲み会が多くメタボリックな体型なのでご自愛いただきたいと思います。

16　吉本系MR

　内資系中堅製薬企業に勤めるN氏のお話です。大都市の開業医担当の彼ですが、そのエリアをもう既に12年担当しています。そのシェアの高さと特殊事情により担当を変えられないとまでいわれています。
　そんなN氏の得意技は「**お笑い**」です。N氏はもともと、吉本興業に入社したかったそうですが、奥さんに子供ができたために堅い製薬企業に勤めたという経歴を持っています。
　そんなN氏なので人を笑わせる能力に長けています。彼のいるところには必ず笑いがあるといわれているぐらいです。よってN氏の担当しているエリアの医師会の宴会、旅行、主要クリニックの花見、忘年会などイベントがあるところでは必ず司会か宴会芸を依頼されます。そして参加者を爆笑の渦に巻き込みます。
　よってN氏がクリニックを訪問するとスタッフすべてが彼に微笑みかけます。そんな彼の業績がどうなっているかは簡単に想像つきますよね。ちなみにN氏の学術的センスはかなり低いのですが、本社学術担当を連れてくる頻度が高いのでそれも逆に喜ばれるサービスになっています。それを笑って許されるのも彼の能力の1つですね。

POINT解説

①笑いの効用
　MR活動において笑顔の効用を説明するまでもないと思います。医療機関は毎日、シビアな環境にあるので笑顔が出にくい場所です。そんな院内をパッと明るくするような存在であること、これもMRの仕事の1つかもしれません。

②笑いからエンターテイメントへ
　笑顔をきっかけに親しくなりイベントでさらにその関係を深めて行くのにN氏はエンターテイメントを常に学んでいます。寸劇やパントマイムやMCなど要望されることをスムーズにこなし、イベントを盛り上げます。よって、必ず医療機関のイベントに呼ばれる存在になっています。

③ラポールの構築
　N氏は笑いやエンターテイメントだけでなく、それらで築いた関係をきちんと本業に生かしています。得意先において不足している知識や学ぶべきポイントをスタッフと共に共有し、適切な説明会や勉強会を行うようにしています。場合によっては他社のMRを巻き込んでの勉強会も行います。遊びと学びの両方でイベント企画をしているN氏に死角はありません。

17 バツMR

　外資系製薬企業に勤めているI氏はエリア担当の専門MRです。彼はMRとしての能力は高く、ストイックな仕事ぶりには一目置かれている存在です。しかし、その他にも特筆すべき点が1つあります。彼は**離婚経験者で離婚問題に非常に詳しい**ということです。

　最近、日本も30％近くまで離婚率が上がってきております。よってドクターの離婚もかなり増えてきています。しかしドクターの場合、基本的に真面目でプライドの高い人が多いので、他の人に離婚についての話ができず、困っているドクターが多い現状があります。

　そこでI氏は仲の良いドクターに自分の話をカミングアウトし、離婚についての情報を提供しています。そうするとほとんどのドクターが心を開いてくれ、近くに離婚問題で困っているドクターを紹介してくれるそうです。

　I氏はその困っているドクターに対して、適切なアドバイスを行い、場合によってはカウンセラーや弁護士を紹介しています。離婚問題は大抵の場合、半年や1年ぐらいかかることが多いのですが、それらが完了したときにはI氏の信頼度はかなり深いものになっているようです。ドクターの人生にまで踏み込むI氏の仕事がうまくいかないわけがありません。

POINT解説

①離婚経験者が増えている日本
　日本全体として離婚が増えており、医療業界もそれに漏れず、離婚が増えている状況です。よって、プライベートの悩みとして離婚問題を抱える顧客も増えている状況でそのようなソリューションを持つMRの強みが発揮される時代ですね。

②離婚問題は相談しにくい
　離婚問題はプライベートなことなのでなかなか人に相談できる問題ではありません。ましてや幸せそうな同僚などに話すことはまずありません。でもこのように離婚を経験し、多くの情報を持っているMRの場合、口も堅いし、色々なアドバイスをくれるので貴重な存在になり得るということです。

③心に傷を負っている人が多い
　特にドクターの離婚の場合、心に傷を負う人が多いようです。プライドの高い方が多いのでそのようになるのかもしれません。表には見せませんが、心に痛手を受けて、トラウマになっている人も多いと聞きます。しかし、同じ経験者として痛みがわかるI氏には正直に話ができるということで非常に安心感を得ることが多いようです。

MRデータ集２「MRの価値観と家庭アンケート」

　MRのマインドやプライベートな部分を質問してみました。思っていた結果と違う部分があり、やはり聞いてみないと分からないものだなと思いました。私としては離婚率の低さと子沢山な部分が印象的でした。価値観のところは１位のお金には驚きました。
　やはり家庭を守るにはまずお金ということでしょうか。

①自分の価値観においてどれが重要ですか？　順番をつけてください。
　　１位　お金　　２位　仕事　　３位　子供　　４位　趣味
　　５位　妻　　　６位　友人　　７位　健康　　８位　夢
　　９位　社会的地位　　１０位　世の中のお役に立つ

②価値観の似ている人が自分の会社の上司や同僚にいますか？
　　いる　80％　　　　　いない　20％

③それは何人ですか？
　　１位　３人　　２位　２人　　３位　５人　　４位　１人
　　５位　１０人以上

④結婚・離婚について聞きます・結婚されていますか？
　　はい　92％　　　　　いいえ　8％

⑤離婚されたことはありますか？
　　はい　12％　　　　　いいえ　88％

⑥離婚したいと思ったことはありますか？
　　はい　38％　　　　　いいえ　62％

⑦子供はおられますか？
　　はい　84％　　　　　いいえ　16％

⑧人数を教えてください。
　　１人　　36％　　　　２人　　34％
　　３人　　18％　　　　４人以上　12％

COLUMN③

どんなベテランでも新人に負けることがある

　私が担当していたエリアでの話です。私は5年目のMRで、MRのことは一通り分かっていたつもりです。そしてそのエリアには10年以上も担当している大手メーカーのMRが2人いました。どちらも国内大手でエリアでは絶大の力を持っていました。

　私はマイナーな製薬企業に所属していたので、競合することもなく、傍観的な立場でした。

　そこへ外資系の中堅メーカーに新人MRのA君が配属されてきました。A君は関西の大学を出て、新人研修を経たばかりの完全なるひよっこです。

　可愛そうに主力製品は前記の大手メーカーの薬剤とかぶっており、その牙城は簡単に崩せないだろうなと思っていましたし、ベテラン勢もそう思っていたと思います。しかし、1年後にはシェアは完全にA君の製品に移っていきました。

　ある日、親しいドクターにその訳を聞きました。そうしたら面白いことを言ってくれました。

　A君は新人なので最初は大きな壁にどうしようかと悩んでいたそうです。しかし、持ち前の明るさで、けなげに活動していたら先生にこうアドバイスされたそうです。

　「A君、新人でベテランに勝とうと思ったら方法は1つしかない。それはな、ドクターに正直に自分の状況を話して、自分がどうすればお役に立てるのか？　そして製品をプロモーションするにはどうすればいいかを聞くために仲良くなって、それを聞き出すことだ」と。

　A君は素直なので忠実にそのアドバイスを守ったそうです。その結

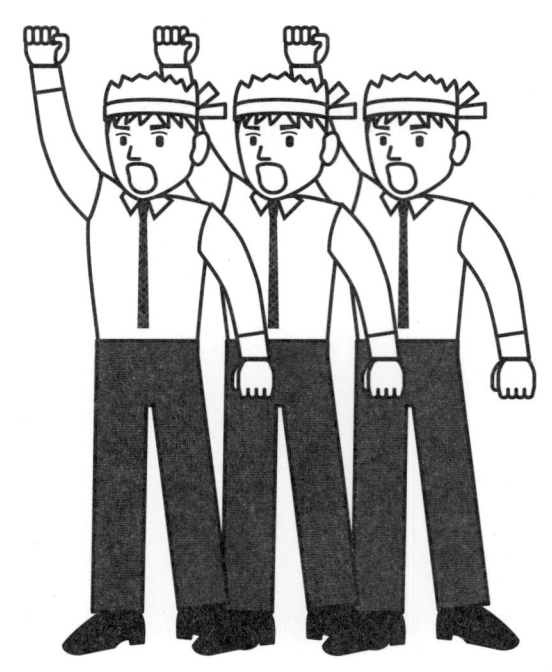

果は前述の通りです。

　ドクターも人間であり、**感情で物事を決定する**のです。応援してあげようと思う気持ちも持っているのです。そしてベテランの2人は既に仲が良いドクターに対して、「なぜA君の会社の製品を使うのか」とねじ込んだそうです。そしたら多くのドクターはこう言ったそうです。「われわれはあなた方にお世話になったと思っているし、製品も十分使っていると思う。でも将来あるA君のことも応援したいんだよ」
　そう言われたらベテランMRは何も言えなかったそうです。
　どんな仕事でもそうですが、応援してくれる人の数がその人の仕事の質と結果に結びつきます。応援してくれるドクターをどのように増やすのか？　そこにフォーカスしたA君はある意味、私の目を開かせてくれました。
　そうどんなに不利な状況でも活路を見出すことはできるのです。

第4章

ドクターニーズを満たす

キャリアサポートMR
わがまま対応型MR
1日1回2時間MR
患者集客MR
癒し系MR
ベストプラクティスMR
ソフトオンデマンドMR
寄り添いMR
リスクマネジメントMR
専門外来構築MR
新規開業支援MR

18 キャリアサポートMR

　S氏は外資系製薬企業の大病院担当のMRです。私の親しいドクターに推薦をいただいた方です。彼の得意技はドクターのキャリアプランを把握して、必要な情報を定期的に提供することです。

　ドクターは、医局のピラミッドの中に生きており、教授の権限の大きいところです。よって、勤務医や研究で生きていこうとするならば、大学を無視して通り過ぎることはできません。常に同じ医局メンバーの動向を気にしながら自分の立ち位置を確認し、次にするべきことを考えなくてはいけないわけです（最近は研修医マッチングシステムで大学医局の力もかなり薄れましたが…）。S氏は話の中でそのキャリアプランを敏感に把握して、ドクターに適合した情報を提供することにより、頼られる存在になっているそうです。下記のようにタイプを分類して、ドクターの性格に応じても提案をしているとのことです。

開業医タイプ
　①開業医の跡継ぎ　　②教授候補だが本命からずれる場合
　③性格的に独立、個性的　　④お金・女好き

勤務医タイプ
　①性格的にリスクをとりたくないタイプ
　②調和・調整型　　③指示されるのが好き

研究タイプ
　①人嫌い　　②執着・追求型

POINT解説

①ドクターのキャリアを相談できる部門はない

医科大学の中にも大病院の中にもドクターのキャリアを学ぶ場所や相談できる場所はありません。よって、ドクターは大抵の場合、同じ研究室や大学の先輩ドクターに相談するのが関の山です。よって選択肢が狭められているのです。

②ドクターも自分の将来に不安を持つ

今はドクターの年収も下がってきている時代です。地方の公立病院では過酷な勤務で給与は安いし、開業といっても成功する確率は昔に比べてぐんと減っています。だからドクターも自分達の生活設計を真剣に考えないといけない時代になりました。そういう情報や他のドクターの情報を持つMRの話を聞いてみたいと思うのは当然ですよね。

③他のドクターのキャリア情報は興味のあるもの

ドクターは同じ大学の研究室仲間の情報はよく知っていますが、そこから離れるとほとんど知らず、成功しているドクターの情報を知る術を持っていません。だから、そういう情報はドクターの興味を持つコンテンツだということです。

19 わがまま対応型MR

　H氏は内資系製薬企業の専門分野MRです。彼は2年連続でその会社の売上げランキングの10位以内に入っているやり手MRです。

　彼の得意技はドクターのわがままをすべて聞く、そしてできる範囲でかなえてあげるということだそうです。詳しく聞くと、専門MRはドクターと話し込むチャンスが結構あるので、ドクターが学術的な話をしたがらないときは徹底的にドクターの愚痴や要望を聞くのだそうです。そして、その中で自分ができそうなことをメモに控えておいて、その日のうちに調査をして、行動に移すということです。

　先日もある親しいドクターがご自身の女性問題で恐喝まがいのことをされているという相談を受けたそうです。そこでH氏は「そりゃー大変ですね」と、そういうケースや資料をインターネットや本で集めて、ドクターが警察署に相談に行きやすいように下準備したそうです。そしてすぐにドクターにそれを手渡したそうです。

　ドクターは警察に行ってその資料で説明したところ、すぐに対処してくれてその問題はたちまち解消されたそうです。ドクターは同じ病院の同僚にも家族にも相談できなかったことなので大変喜ばれたそうです。

　そういうH氏ですのでドクターがその後、どんな処方をするのかはわかりますよね。私もこういう人がほしい～。

POINT解説

①愚痴にはニーズが隠れている

前述のコラムにも書いた通り、これはコンサルティング営業のコツの1つです。愚痴・ぼやきの真の意味を察知して、ドクターニーズを的確に把握することは相手にとっても満足度の高い仕事になります。

②手間のかかるニーズへのサポート

ほとんどのMRは薬のみを意識して仕事をしていますが、顧客側としては薬以外の仕事を依頼したいケースが結構あります。それを「即座にできません」とはねつけるのか、それとも自分のできる最大限の努力をするのかで相手の薬について話を聞いてくれる許容量に差が出ると思うのですがいかがでしょう？

③問題ではなく課題（自己学習）の場

先生から様々な悩みやその相談をされたときに「あー仕事が増えて嫌だな」とか「面倒なことに関わりたくないな」と思ってしまうのはなく、自分が先生の立場ならどのように考えるのか？第三者の立場から考えるベストな方法は？　その方法の他に代替案はあるのか？　など様々なシュミレーションをできるチャンスと捉えて取り組むことが将来の自分の糧になるし、顧客にも喜ばれる存在になるのではないでしょうか？

20　1日1回2時間MR

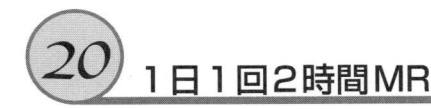

　H氏は外資系製薬企業の専門領域MRです。
　彼はおしゃれで男前で一見、モデルのような雰囲気を醸し出していますが、実は医療機関から絶大な信頼をおかれているMRです。今回もある病院の副院長よりご推薦頂きました。
　彼の得意技を聞いたところ「1日1回2時間」のミーティングができるターゲティングドクターを作ることと明解な答えが返ってきました。2時間話しこめる間柄というのは完全にその先生と自分に共通したテーマがないと続かないし、会う前に準備をするので常に内容の濃いミーティングになるのだそうです。
　そして極端な話、1～2ヵ月間が空いてもまったく問題がなく、急用があるときにはドクターから連絡が直接携帯にかかってくるようになっているので即ドクターのニーズに対応できるようになっているそうです。
　H氏の2時間話しこめるドクターの数は7名。これ以上は今のところ増やすつもりがないとのこと。「重要ドクターに徹底的に入り込めばこの7名でも十分売上げが上がるのです。そのようにターゲティングしていますから」という言葉にH氏はMRでなくても十分にビジネスのできる人だなあと思ってしまいました。事実、いくつかの保険会社や同業他社の誘いを受けているようです。やっぱりという感じですね（笑）。

> POINT解説

①2時間話しこめる内容

　世間話では絶対に2時間は話し込めません。H氏によるとその配分は「30分は前回、ドクターから聞いた悩みに対するソリューションについての提案、30分はその実行についてのスケジュール、そして残り1時間は次の課題について」の話だそうです。この際、ソリューションの立案、実行段階までの具体的な方策の予測、そしてコーチングスキルなどの能力が要求されます。なかなか高度なテクですね。

②待たれるMRとは

　優秀なドクターほど常に問題を抱えており、それをどのように解消して行くのかが頭の片隅にあるといいます。それらの問題について考えたいけれどなかなか忙しくて時間が取れないもどかしさがあります。そこでH氏のような存在は貴重です。自分の考えや悩みを整理し、そして決定に至るまでの材料を提供してくれることは何をおいても会いたいと思わせることに結びつきます。

②ターゲット顧客へのフォーカス

　いくらドクターに頼りにされていても製薬企業MRである以上、売上げが上がらなければ意味がありません。市場に影響力を持つ顧客からスタートすることはいうまでもありません。

21 患者集客MR

　Y氏は外資系製薬企業の専門MRで、彼の専門とする分野は眼科です。そんなY氏の得意技は**患者さんの少ないクリニックに患者を集めるコンサルティング**ができることです。特に新規開業をしたばかりのクリニックや競合が近くにできて、患者数が減ったクライアントに対して的確な方法を提案するのが得意です。

　先日もすぐ近所に競合医院ができて、患者数が半減したクリニックがあったそうです。その競合先ももちろん得意先の1つです。しかしY氏はまず半減したクリニックのサポートを行ったそうです。1つは格安コンタクトレンズ店とのコラボレーションにより、医院内の患者さんのコンタクトレンズのシェアを100％に近づけること、そしてその患者さん達へのメールサポートとネットでの販売による利便性を向上、そしてアレルギー性結膜炎を持っている患者さんへのシーズン前のアナウンス（メールとハガキ）を提案したそうです。そしてすぐに取り掛かった結果、半年で元の患者数以上の数を確保したそうです。

　その後のY氏の会社製品の処方量がどのように推移したのかはご推測の通りです。ちなみに新規に開院した競合先も順調に数字が推移するようにしていたことも言うまでもありません。う〜ん凄いの一言です。

> POINT解説

①患者さんを集めるテクニック

　ドクターが望むテクニックの1つといえるかと思います。ドクターは医学部でマーケティングや広報の勉強をしてきたわけではないので、不得手な人が多いのです。他院が流行っていてもそれがどんな要因でうまくいっているのか？　自院の問題点や強みを分析しているドクターはごくわずかです。

②新規開業サポート

　新規開業のとき、多くの業者が群がります。しかし、開業して落ち着くとパタリと来なくなります。しかし、ドクターの不安はここからスタートするのです。そう患者さんが来てくれるのかどうかということです。ここの部分の悩みを解消できるMRはかなり重宝されます。

③市場は作り出すことができる

　Y氏は自分の家族はもちろん、友人たちにも眼科クリニックへ行ったときの話や感想を聞き、様々な眼科クリニックに関する患者さんの印象やクレーム、ニーズをキャッチしています。その中から患者さんにアピールできるポイントをクリニックごとに提案して、実践するサポートを行い、ドクターの想定以上の患者さんの増加率を実現しています。また、クリニックにおけるビジネスコラボレーションを意識し、他業種との相乗効果を提案することにより、クリニックのエリアマーケティングを支援しています。ここまで来るとコンサルティングの会社を明日からでも経営できますね。

22 癒し系MR

今回の取材は内資系製薬企業の大病院担当MRのR氏です。病院のドクターから推薦され、取材をさせていただきました。彼の得意技は「ドクターを癒すこと」です。

病院ドクターというのは急性期の患者が多いのでシリアスな場面が多く、ストレスフルな職場であることは言うまでもありません。R氏は外科系の治療薬を多く持つ企業にいるので、MRになった当初からどうやったら疲れている先生方を癒せるのか？そしてホッとしてもらえる時間が作れるのか？　ということに興味を持ったそうです。

それが結果的に「**あいつとは会いたい**」ということに結びついているそうです。R氏の癒すテクニックは「**言葉**」にあります。疲れた先生が元気になる言葉を意図的に使うそうです。

「先生がいるから多くの人が救われるのですね、尊敬します。僕がお手伝いできることはありますか？」「先生とお付き合いできるのは本当に誇りです」ということを心からきちんと伝えること。そしてシチューエーションからどのようにどんな言葉をかけて先生を和ませるのか？　を意識しているそうです。

R氏は最初、言葉だけでもなんとか上手くできればと思っていたそうです。しかし、自分でそういう前向きに言葉を使っていると実際の行動もそれに応じて先生にアンテナを立てたサービスができるようになったそうです。

POINT解説

①相手の状況に合わせたトーク

院内もIT化の波で電子カルテやクリニカルパスの導入、またDPCの導入により、ドクターも日々時間に追われるようになりました。それに伴い、ストレス度もどんどん高まっているといえるかと思います。そういうストレスフルな勤務の中でMRと接するわけですから、こちらとしても気遣う部分がとても大事になります。特に話し方や表情、そして話す内容も相手の受け取りやすい形を作って行くことが大切です。

②何を望んでいるのか？　をサービス化する

MRの立場だとどうしても薬や疾患の話をしがちですが、相手のニーズをきちんと満たすことを真剣に考えて活動しないと、その肝心な話も聞いてもらえる状況にならないですからね。

③相手の立場に立って物を考える癖

自分は今、目の前にいるドクターの立場と入れ替わったならば、そのMRに何をしてもらいたいのか　？そういう視点を持つことが求められています。書くのは簡単ですが、実際に行うことはなかなか難しいものです。それを常に意識しているR氏は凄いと思います。

23 ベストプラクティスMR

　今回は外資系製薬企業に勤めるK氏のお話です。K氏は政令指定都市の中小病院と開業医の担当です。K氏の勤める会社はしばらく新製品に恵まれず、全社的に苦戦している状況です。しかしながらK氏はそんなことはお構いなしに好成績を維持しています。K氏がドクターと強い絆で結ばれている理由は彼の経営分析能力によるものです。

　K氏は県内の**人気のあるクリニックや病院に行って、場合によっては自分で患者になり、その人気の理由を探るのが趣味です**。その人気クリニックの人気が高いのはどんな要因があるのか？　それはその地域でどのように広がって行ったのか？　など事細かに調べてレポートを作ります。

　そして自分の担当するエリアのドクターにそのノウハウをオーダーメイドで伝授しています。ドクターは知りたくてもなかなか調べられないこれらの情報をとても重宝しています。特にやる気のあるドクターほどK氏を大切にして、そのノウハウを参考にして売上げも上がるのでWIN-WINの関係を長く保てるとのことです。

　MRとして価値ある存在になるとはこういうことなんだなあと感じた次第です。私がドクターでもほしい人材の1人ですね。

POINT解説

①成功しているクリニック分析

　なぜそのクリニックは成功しているのか？　これはドクターであれば必ず知りたい情報です。でもそういう本当に知りたい情報を調査・分析できる人はごくわずかです。なぜなら、そういう目的を持って勉強をして、調査・分析する能力を身に付けなければいけないからです。時間もかかるし、難しいことだからこそ、できることの価値が高いし、ドクターからの信頼度も増すというわけです。

②仕事の趣味化

　K氏は上記のような分析を趣味といっています。仕事だと思うとこんな面倒なことはしたくなくなるといいます。趣味で頭の体操だと思えば楽しいし、その調査から色々な見えていない秘訣や法則、ビジネスモデルが見えてくることが快感だといいます。

③価値ある情報を作り出す能力とニーズのあるクリニックへの伝達

　価値ある情報とはその情報がビジネスと直結していて、極めて有用性の高いものです。前記の成功事例はその典型的なものだと思います。ただし、やる気のあるクリニックや病院でこのような情報に価値を見出してくれる先でないと意味がないので、そういう価値のわかるドクターを見つけだす能力も必要になります。

24 ソフトオンデマンドMR

　U氏は内資系製薬企業の大病院担当のMRです。彼は担当病院のドクター達から「Uさんだけは手放したくない」といわれている程の存在です。それは何故でしょうか？

　U氏のサービスの特徴はドクターの欲しい情報をできるだけドクターの好きな媒体にまとめて提供してあげるのが得意なのです。特に映像コンテンツについてこだわりがあるので、TVや学会でドクターが見ることのできなかった興味ある内容を保存しておき、ドクター用にアレンジして作ったりすることを行っています。

　このサービスを行うようになってからドクターは見たい情報を探すための時間が短縮できたと喜ぶそうです。ここまで**カスタマイズされた情報提供**を行うと他のMRの持ってくる情報との違いを感じてくれ、ドクターは自分の価値を早く認めてくれるそうです。ほとんどのMRがドクターに合わせたコンテンツは持っていくけれど、それに媒体までカスタマイズするところがポイントですね。

　最近ではもっと進化させて、ドクターの比較的に自由が利く時間に応じて、情報を提供できる仕組みを考えているようです。メールでお知らせして、WEBでダウンロードする仕組みだそうです。ここまで来るとほんとすごいというしかありません。

POINT解説

①ドクターの時間短縮を意識している

　最近、ドクターも時間がなくて困っています。できるだけ自由な時間を作り出すために情報収集の時間短縮のお手伝いはニーズにマッチしていますね。

②ドクターの使いやすいように進化している

　提供する情報やメディアの形もドクターのニーズに合わせてオーダーメイドできるのはサービスとして質が高いですね。相手の受け取りやすい形にするというワンステップが他のMRではできない部分だと思います。

③**時代の流れに合わせてカスタマイズ**

　時代が進むと使うツールも変わってくるわけで同じ情報でも様々なデバイスの形に合わせて使えるようにしておくことはドクターにとってありがたいことだと思います。

25 寄り添いMR

　内資系大手製薬企業の開業医担当T氏のお話です。T氏はお会いして話をしたのですが、どちらかというと物静かで営業マンというより小説家や詩人といった雰囲気の人です。しかし、担当エリアの主要な先生に圧倒的な支持を得ている存在です。

　そんな彼の得意技は「寄り添う」ことです。T氏は新人の頃、「自分はMRに向いていないな」と思ったそうです。真面目に辞めようかと思っているときに学会へのドクター同行を命じられ、嫌々2泊3日の付き添いをしたそうです。そのときには辞めようと思っていたのでそのドクターに何でも正直に話をしたし、ドクターの話を初めてじっくり聞いたそうです。そのときにドクターの仕事とは「なんと孤独な仕事だ」とドクターの心の裏側を知ることになりました。

　そこでT氏は**ドクターの孤独感をどのようにすれば解消できるのかを徹底的に考えた**結果、MRとしてドクターの心に寄り添うサービスを考え出しました。具体的には自分の携帯電話、家の電話、最近ではメールと365日24時間いつでも連絡を頂ければ24時間以内に答えを出しますというサービスです。これで彼は一気にドクターの信頼を勝ち取ったそうです。覚悟が見える仕事ぶりがドクターに認められた素晴らしいケースです。

POINT解説

①ドクターの心の叫び

MRはドクターをターゲット顧客として認知し、接するように研修で教え込まれますが、その前に「1人の悩みを抱える医療サービスを提供する中小企業社長」と考えたほうが良い場合もあるということですね。

②ドクターは365日24時間の仕事

MRはフレキシブルに動く人でもまあ朝6時から夜8時ぐらいまででしょうか。もちろん土日休日はしっかりとあります。でもドクターは基本的に休日、祝日は関係ないし、仕事は24時間体制のドクターも多いわけでその時間感覚のギャップがあります。特に病院ドクターはその傾向にあるので、ドクターの状況に合わせた面会時間設定は非常に重要です。

③仕事に対しての覚悟

患者さんがドクターに対し、自分達の治療に対してドクターがどれだけ尽力してくれるのか？　という部分を見ているのと同じで、**ドクターもMRに対して、どれだけ自分達の仕事上のサポートをしてくれるのかの覚悟を見ています**。それを表現できる人とできない人の信頼度の差は歴然としていますね。

26 リスクマネジメントMR

　内資系中堅製薬企業に勤めるH氏は見た目が30代半ば、でもれっきとした20代のエリア担当MRです。低迷する会社の業績を尻目に毎日、MRとして充実した日々を送っています。

　彼が得意とする話題は**リスクマネジメント**です。MRをやりながらリスクマネジメント協会の資格を取得し、その分野の知識に長けています。

　最近、医療機関は多くのリスクを抱えながら経営をしています。盗難や詐欺も増えており、刑事事件も多いようです。それにも増して医療事故や医療過誤、スタッフの交通事故なども増えており、1つずつあげていくとキリがないほどです。しかしながら日本の病院では院内に専門のリスクマネジャーを置いているところはほんの一部です。ほとんどの病院が行き当たりばったりでそのリスクに向き合っている状況です。クリニックにおいてはほとんど皆無といってもいいのではないでしょうか？

　そんな医療機関にとってH氏は貴重な情報をもたらす存在となっています。またH氏はプロパー的なセンスも持ち合わせており、ドクターやスタッフと親しい関係構築を作ることも得意としています。よってそんな彼の快進撃はしばらく止まりそうにありません。

> POINT解説

①リスクマネジャー資格の取得

　MRの中にはMR資格だけで安泰と思っている人もいるようですが、資格はお金と一緒であるに越したことがないといわれています。特に他の人が持っていない資格を取得していることはビジネス上の強みとなるわけで積極的に取得したいところです。しかし、MRで積極的に資格を取っている人を見かけることが少ないので、取った人の強みはますます増していくということでしょうね。

②医療機関の本当のニーズ

　医療機関にとってリスクマネジメントは間違いなくトッププライオリティの1つです。常にリスクにさらされている状況です。しかし、そういう情報を持っている人は院内にはほとんどいないわけで、持ってきてくれる人はとてもありがたい存在であることは間違いないはずです。

③特殊技能とコミュニケーション能力

　いくら資格や特殊技能を持っていても、それを的確に伝えることのできるコミュニケーション能力がないと相手に伝わりません。情報を望んでいる人に対し、スムーズに情報を伝達し、役に立つプロセスができて初めて効果的な活動になるのかなと思います。

27 専門外来構築MR

　D氏は内資系製薬企業に勤める開業医担当MRです。入社して5年目で仕事が楽しくてしようがないという感じです。彼が得意としているのはクリニックに**専門外来を作るお手伝い**です。

　きっかけは彼の妻が言った一言だそうです。ある日、妻の友人が病気になったときに一緒にクリニックを探したそうですが、選べなかったそうです。そこでD氏に言った「どのクリニックも同じに見えて特徴がないので選べない」という言葉です。

　これに触発され、D氏は仲の良いドクターに提案をしました。「先生のクリニックは様々な診療科を標榜されているので、先生のご専門だった疾患の専門外来を作って、患者さんにアピールしてみませんか？」と。

　そして問診表、治療スケジュール、指導箋の整理、院内表示、WEB表示などを行ったところ、患者さんの数が6ヵ月で20％増えたそうです。それ以来、D氏は仲の良いドクターから徐々に新しい専門外来を作る手伝いを依頼されるケースが加速しているようです。新規患者さんに彼の会社の製品が使われる率が最も高いのはいうまでもありません。

POINT解説

①クリニックの情報公開

現在、開業医ではプライマリィケア医としての機能を求められる一方、何を専門に勉強してきたのか？ どんなことが得意なのか？ を患者さんが知りたがるようになってきました。情報公開や提示を望むニーズに対し、クリニックも応えていかなければいけない状況です。

②患者さんに分かりやすい内容

患者さんが通いたいクリニックは自分の病気や症状を的確に判断して、できるだけスピーディに治してくれるところです。よって、専門医の診察を望む傾向にあり、その疾患に対して詳しい知識を持っているのかどうかが大事です。このように専門外来を作ることは患者さんに分かりやすいアピールになるということですね。

③面倒な部分を共に考え、サポート

専門外来を作るといってもそこには様々な準備が必要になります。日常の診療の中ではそのようなことを調べたり、準備したりする時間を作り出すことが難しいというドクターも多いと思います。そこでどのようにすればいいのかを詳しく解説、スケジューリングしてくれるMRの存在は貴重です。

28 新規開業支援MR

　内資系中堅製薬企業に勤めるH氏は、政令指定都市を担当している10年目のエリアMRです。H氏の担当しているエリアにある大病院は大学病院の関連病院であり、ドクターが開業前に勤務する病院ということで新規開業について様々なことをMRに聞いてくる環境にありました。

　H氏は工務店経営の友人がおり、あるとき、飲みながらドクターの新規開業について話をしたら、タイミングよく友人がクリニック建築を受注して、取り掛かろうとしていました。友人から手伝って欲しいという要請を受け、エリア外のクリニックだけれど、陰の存在としてバックアップしていたそうです。

　そのとき、H氏は新規開業をトータルにコンサルティングができるMRや会社はないことに気付いたそうです。それじゃ自分の得意技として身につけようと、自分で学ぶべき点を整理して自分のエリアの開業医ドクターに聞いたり、本を読んだりして、開業コンサルティングができるレベルまでになりました。

　H氏いわく、新規開業で大事なのは最初の立地調査の部分と開業後のドクターへのメンタルサポートと広報戦略だということです。OPENまでは多くの人がドクターを取り巻くがOPEN後は急に誰も来なくなるので、ドクターとしては心配になりやすいのだそうです。そこをH氏はきちんとフォローをしていくのだそうです。ドクターにとっては一大イベントである開業を陰から支えるH氏の成績が悪いわけがありませんね。

POINT解説

① **鳥瞰的な視野で開業をサポート**

　MRの場合、どうしても薬の部分だけを見がちですが、開業のときにはそれは本当に小さいことで、他にどんなものを決めていかなければならないのかを知ったうえで、サポートしていく姿勢が結局、処方に結びつくと考えられます。

② **ドクターの心を把握する**

　開業日までは多くの業者が関わり、賑やかな感じですが、OPENしてしまうとほとんどの業者はまったく来なくなるし、患者さんもOPENしてからしばらくはそんなに来るものではありません。それがドクターの心に不安をもたらします。その不安を癒すような話や提案ができるMRは後々、感謝される存在になるはずです。

③ **広報が大事**

　H氏によると最終的にはクリニックも患者さんが来てくれて成り立つものだから、マーケティング的センスでクリニック広報をしていかなければならないそうです。そのときに、できるだけローコストで効果の高い方法を提案してくれるMRがいれば心強いですね。

MRデータ集3「MRの職場環境・不条理・悩みアンケート」

　MRの仕事上の不条理や悩み、環境についてアンケートを実施致しました。このデータからMRは実に様々なニーズを持ち、そして仕事に取り組み学んでいきたいという気持ちが強いことがわかります。1つひとつの意見を読むのは少し骨が折れますが、生の情報として読んで頂くとお役に立つ情報も多いと思います。

①仕事上の不条理は感じることはよくありますか？
　　よく感じる　38.6％　　まあまあ感じる　47.7％
　あまり感じない　13.7％
　　・実に80％以上の方がそう感じている

②不条理を感じることの実例を書いてください。
・書類ばかり出させて、売りが上がらず、ボーナスは0.5ヵ月だし誰も責任を取らず上の顔色をうかがっている。MRは、どんどんやめていく
・コンプライアンス重視としながらもモラルの低下がどうしても見受けられる
・「訪問軒数重視」と言いながら、1回の商談時間を長くするように言われる
・「法令順守」と言いながらそう思えないような指示が来る
・数字未達へのペナルティが多すぎる
・MRとして効率よく活動できるツールということで導入しているものが、結局内勤業務を増やしていて訪問回数、頻度が落ちている。またそのツール（方法）に無理に照らし合わせて評価されるので報告書ありきになっており、適当に記載しても売りが伴っていれば評価されている。もっとベタなやり方も必要と感じる
・MRではなく、医療システムの開発企画ですが・・・1人で1プロ

ジェクト担当する人と、3つのプロジェクトを担当する人がいる。しかも、残り1ヵ月で大きな内容修正が急に発生する
- 顧客重視を謳いながら社内での折衝や人間関係が旧態依然としている。内向きである
- コンプライアンスといいながら法令無視
- 書類を少なくする、顧客重視、現場主義などの美辞麗句をかかげるものの、実際は……不条理ですねぇ
- 会社から求められるMR像と医療機関が求める像の違い
- スピードアップといいながら、社内手続きが多く、時間がかかる
- データベース、メールですべて連絡や情報伝達が完了し、個人の自助努力だけですべて済ませてしまっている。そんなもんで組織がまとまれば1人で何社も作ってできるっちゅうの
- 現場を知らない人間がシステムを作る
- 使い勝手が悪いというクレームが多い、という理由でまた新しいシステムを作り始める
- システムを使い慣れたころ、なぜか旧システムと同じような新システムがスタートする
- フルタイムで勤務しているけれど、パートタイマーのまま
- 営業目標の理不尽な設定。予算達成するだけの商談を取れたとしたら絶対に社内でこなせない仕事量になる
- 個人の役割が不明確。ある意味自由だがほったらかしで、チームワークが生まれにくい環境
- 仕事内容は「医薬情報提供」ということで会社と契約して入社したが、実際は数字の追及ばかり。売上げを上げることが仕事内容になっていること
- 売上げ重視だが、必ずしも公平に評価されていないと思う
- とある上司ですが朝と夕方同じ質問をしても返ってくる答えが全く逆であるとき、本人は「状況は刻々と変わるんだ！」といいますが、納得できません

・上司と飲みに行けば仕事ができなくても評価される。また、価格などの許可が飲みに行ってるメンバーが有利に運ばれる
・仕事の効率が悪すぎて残業地獄に陥っている先輩は頑張っているといわれ、異動してきたばかりなのに同じ仕事を4分の1位の時間で仕上げてしまうがためにそれ以上に仕事をしていても定時にさっさと退社をする私は楽をしていると思われています。私の仕事が早いというよりも、残業するのが良い、という風土の部署なので、のろのろ仕事をする人が多いのが問題なのだと思います
・正社員と契約社員との差別化。入社時の説明では、正社員と契約社員の違いは、ボーナスの有無（及び退職金が無い）だけで、業務上の差はないとの説明であったが、実際は主担当業務を任せてもらえないなど差別が甚だしい。（また、後から転職してきた者の中では、経験やスキルに関係なく、希望により正社員入社している者もおり、転職時の謙遜が尾を引いた形という感がある）
・事業部制で行っているため、業務上の不合理が生じるケースがある。例えば、Ｐ／Ｌも別立てなので、マーケ・販促費は各事業部でそれぞれ確保するのは当たり前なのだが、内容的に重複することがある。全社的な統合的マーケ費を捻出すれば、効果はそのままで、かなりのコスト減に繋がると思う

③今の仕事の環境はいいですか？
　　良い　25％　　ぼちぼち　59.1％　　悪い　15.9％

④「③」の理由を教えてください。
・仕事が多すぎ、追求だけ厳しく売れる商品はない。社員のテンション下がりっぱなし
・仕事も自分に適しており職場環境も概ね良好
・市場、得意先関係は問題無いが、会社の方針、指示などに首をかしげるものが多い

- 本社サイド、上層部の机上の空論で戦略を進めてはいるが、新薬があるので新規採用などやることはたくさんあるしそこそこ経費も使えるようになってきたので、やり易くはなってきているから
- 人間関係が不安。上司とコミュニケーションが上手く取れない
- 業界全体が高齢化している。追い討ちをかけるように、法律改正が行われる
- 業界の慣例、実情は非常に生産性の悪いものになっている
- 環境自体は転職前の業界（住宅設備機器メーカー）より良く、利益率も良い。中堅内資メーカーであるが福利厚生なども良く、以前と比較し家族の時間が増え非常に良い
- 担当ユニットとしては良いが、全体として内向き・社内政治的な話が多いのは理解しがたい
- コンプライアンスといいながら法令無視の状況がある。その中で、コンプライアンスを推進する立場にあるから
- 他のメーカーさんの話や同級生に他の業界の話を聞くと、それでもまだまだ恵まれていると思う。どこの組織にも不満はあるだろうし、上を見ればきりがないしでしょうし。そういう意味では
- 自由な時間が作れる
- いいところもあれば、悪いところもあるという状態なので
- 統合合併は日本人の本来の気質になじまない
- 子育てに協力的
- 自分が満足できる仕事だから
- 福利厚生面が良いことと、人間関係が良い
- 派遣薬剤師業務は一時の研修と捉えると　現場の問題点が抽出できます
- 職場環境が悪い（上司の頭が悪い）
- 周囲の人間関係に恵まれていると思う
- 管理職以外の方々が入社してまだ浅い私に良くしてくださるので
- 飲みに行くのが好きな上司に媚を売るグループとそれ以外に分かれている。媚を売るグループはPCが触れないのでおそらくPCスキ

ルの優劣がこの関係に強く影響している
- 社内でも有数の、職場環境が悪い(社員満足度が低い)部署です。挨拶をしても返事がなく、隣の人が何をしているか知らず、仕事の引継ぎはろくになく…社内にこんな部署があったのかとびっくりしてしまう位、雰囲気が悪いです。仕事環境が悪いからといって、飲みこまれるつもりはありませんが…
- 部内、社内のコミュニケーション状況が劣悪。外資系企業であるためか、転職者または離職者が非常に多い。転職時または、離職時に当事者より話を聞くと、皆、一様に社内の雰囲気の悪さを口にする。実際、出社時の「おはようございます」から、退社時の「お疲れさまでした」まで、誰とも話さないことも稀ではない
- 自由度が非常に高い点（時に自由すぎることも難点）

⑤今、仕事上で悩んでいることは？
  1位　売上げが上がらない　　2位　ドクターに会えない
  3位　自己啓発の時間がなかなか取れない
  4位　新薬が出ない　　5位　チームのコミュニケーション不足
  5位　部下の扱い方

⑥今、仕事上で最も興味のあることはなんでしょうか？
- スキルアップ
- 医療事務
- 新薬の新規採用
- DPCがDRGに移行するのか？　亜急性期病床がどのように変化していくのか？　情勢に興味があります
- がん関連製剤のDDS製剤の動向
- 信頼を置いてもらえるユーザーの数を増やすこと
- J-SOX法への現実的な対応方法
- 外資系の会社にいるということもあり、英語の力を身につけたいと

いう希望と目の前の仕事をスピーディに片付ける能力を身につけたいという欲張りな興味を持っている。旧帝国大学病院のDrの攻略について考える毎日です
・海外文献の翻訳
・他人と違う営業ツールが欲しい
・健康志向商品の市場の今後
・2年後、5年後、10年後、15年後の未来予想図
・在宅医療の現状
・留学
・医療業界の今後の動向（医療情報の電子化について）
・学生の就職支援、がん治療セミナーの運営
・担当しているある機関病院で、主力製品をシェアナンバー1にしたいこと
・自分のスキルアップ、成績アップ
・顧客用のプレゼン資料を会社から与えられた物ではなくオリジナルを作成すること
・DPC病院とISO9001について
・環境の悪い職場でいかに周りとコミュニケーションをとって仕事を楽しめるか
・集合知のプラットフォーム作り

⑦仕事上、役に立つと思われる、また知りたい情報はありますか？
・求人情報
・超分かりやすい医療制度の情報
・今後の、医療制度や電子カルテなどの医療分野でのIT関係
・他社の開発状況、給与情報
・MRに限らず、医療業界の転職情報が知りたいです
・大衆薬業界の動向
・他社の同年代の給与情報

- 他社転職時での入社限界年齢など
- 厚生労働省の情報など、開示されているのに取りに行くのをついつい忘れてしまうような情報をリマインドしてほしい
- 他社の給与情報は知りたいような知りたくないような（笑）
- 最新の情報はどんな内容であっても知りたいですね。人より早く情報を得たいというような、ただの好奇心ではありますが…
- 単純に最新医療情報
- 会社別の年齢と年収の関係
- 臨床検査の海外情報
- 他社の労働環境。残業、有休取得状況、福利厚生なども
- MR側からみてどのような医師がつき合いやすいか？
- 医師の新規開業情報、医療情報システムの使用感想（メーカー別）
- 学生さんの就職動向です
- 他社の新薬開発状況
- 営業スキルアップについて
- 医療に関する情報（健康保険・医療法などの行政関連のもの）
- MRの副業について
- MRの副作用情報収集に対する各社の姿勢が知りたいです。うちのMRはレベルが低いのではないかな…とか、より、しっかりと情報収集をする(させる)ために、どんな工夫をしているのか、などといったことが聞いてみたいです
- 他社、医療機器製造販売業者の治験の稼働数（走っている数）
- サイバーコミュニティの仕組み
- サイバーとリアルの融合コミュニケーション
- ファシリテーション型リーダーシップ術
- 社会心理学／集団心理学

COLUMN ④

MRは紳士淑女であれ

　MRという仕事はマルチタレントに近いと思います。薬のプロモーションからスタートして、疾患管理、医療制度、マーケティング、心理学、医療経営学、医療経済学と学ばなければならないことが山のようにあります。

　そして、医療現場の良きパートナーとなるべく努力をしていく存在であるべきだと思います。MRが初めて日本で誕生したときにはまさしくそういう存在でしたし、医療機関やドクターに待たれる存在であったということを聞いております。

　それがいつからか、ただのプロモーションマシーンのように製品名を連呼する存在になり、製薬企業の検閲を通した情報じゃないと顧客に持っていけないというような形になり、顧客の求める情報をタイムリーに提供しにくくなりました。

　その結果、収入は増えましたが、MRの社会的地位はどんどんと落ちていったように思います。それよりも痛手なのはMR自身の中の**「MRの尊厳」**が落ちていったことです。

　MR自身が自信を持って仕事をすることを徐々に忘れていったような気がします。

　例えば、禁煙補助剤を発売しているMRがヘビースモーカーであったり、生活習慣病の薬剤を販売しているのに高血圧や糖尿病であることが当たり前のようにあります。製薬企業はそれを「何かおかしいよね？」と改善していく必要があります。本当にコントロールすべきところをコントロールしていないのが明確です。

　正しく改善された1つひとつの姿勢が本当の意味でのブランドを形

成していきます。そしてあなた自身の行動や発言があなたのブランドを形成し、企業のブランドを形成していきます。

　悪いブランドを作るMR
　　・病院の待合の椅子に我が物顔で座っているMR
　　・病院のロビーでたむろしているMR
　　・医局前の廊下にひたすら立っているMR
　　・病院の喫煙コーナーでタバコをふかしているMR
　　・病院の駐車場でエンジンをかけながら寝ているMR
　　・患者さんが使うべき場所である病院入り口に近いところに駐車しているMR

　その行動のすべてはあなたの製品や会社のブランドに反映されています。
　逆にこんなMRがいるといい意味で目立つと思うのですがいかがでしょう？

　良いブランドを作るMR
　　・休日に病院のボランティアに参加しているMR
　　・院内において無駄な滞在を避けるMR
　　・病院の関係する部署へメールで情報発信するMR
　　・駐車場ではできるだけ目立たないところに駐車するMR
　　・病院が繁栄するためのアイディアや企画を提案するMR

　MR個人の資質の部分もありますが、企業側としても今後はこのような紳士淑女であるための研修や啓蒙活動は必要なのかなと感じます。
　「あの会社のMRは感じがいいよね」というイメージはとても大事な時代になってきたと思います。縁あってこの本を手に取られた方は是非、意識を持っていただきたいと思います。

第5章

特技を生かす

インタビューMR
ITアドバイザー的MR
学会情報発信MR
ボランティアMR
医療行政解説MR
副作用マニアMR
クリニカルパスMR
ツアコンMR
ナースMR
心理学的MR

29 インタビューMR

　E氏は内資系製薬企業の病院担当MRです。彼は気難しいといわれるドクターと仲良くなることで有名です。そこでE氏にテクニックを教えていただきました。

　E氏が得意としている方法は「**インタビューの有効活用**」です。E氏の会社は社内報とドクター向けの情報誌の2つの媒体を持っています。編集担当者とE氏は友人ということもあり、ターゲットドクターをそこで取り上げてもらうのだそうです。

　また、学会で知り合った医薬系の雑誌社のライターとも連絡を取ってターゲットドクターを取り上げてくれないかと交渉します。そして、枠が確保できた時点でドクターにオファーするわけです。インタビューはもちろんE氏が行うそうです。そして1時間から長い場合だと3時間もインタビューを行うそうです。そうすると気難しいドクターも実は色々と考えがあって日常の診療にあたっており、気難しいというのはポーズだけということもよくあるそうです。

　インタビューした内容をドクターに添削をして頂き、でき上がった雑誌をお届けにあがる頃にはすっかりドクターに気に入られているMRとなっているわけです。なぜそんなことを思いついたのですか？　と聞いたところ、もともとE氏は新聞記者になりたかったそうです。なるほど納得のスキルですね。

POINT解説

①アプローチしやすい形
　ドクターにとって薬を売り込みに来るMRはあまり会いたくないわけですが、自分の名を広く世に知らしめてくれるための記事取材で訪問してくるMRには全面的に協力しようという気持ちになるそうです。

②重要感を満たす
　取材記事によってドクターの知名度を上げるということはドクター自身の重要感を満たす行為であり、それを満たすことにより、こちらの話を聞いてくれる状況を作り出すことは想像にかたくないですね。

③知りたい情報を聞ける状況作り
　MR活動においてまだ関係の浅いドクターに対し、根掘り葉掘り聞くとかなり嫌がられますが、このように取材やインタビューで聞くことは逆に必要なことであり、漏れのないように聞くことができるので1回のMR活動の中で聞き出す内容よりも10倍ぐらい内容が濃いのではないでしょうか。

30 ITアドバイザー的MR

　M氏は外資系製薬企業の専門MRです。彼の担当している地域の専門クリニックのドクターから推薦をしていただきました。ドクターいわく、彼がいないと仕事に支障をきたすぐらい重要なのだということ。そんなM氏の得意技は「パソコンの指南」です。

　ドクターの平均年齢は開業医で60歳を越えているのは皆さんもご存知のとおりです。そこで医療機関の長としてパソコンについて知らないということは**いまさら恥ずかしくて言えない**というドクターが多いのも事実です。そこでM氏はそのニーズにいち早く気づき、ドクターのパソコンの指南をしています。

　M氏いわく、ドクターニーズが高いのは「Eメールの送受信とネットでの情報検索をスムーズに行いたい」という単純なものなんだそうです。しかし、それでも高齢のドクターにしてみればとっつき難いものだそうです。パソコンの基礎を3ヵ月で習得させるプログラムを自分で作ってドクターに教えているM氏には現在、12人のドクターの生徒がいるそうです（笑）。

　1回1時間の指南をするわけですが、それが終わった後の雑談の時間がMRとしては重要な時間だそうです。新規採用がそこで決まるからです。このように「**長時間ドクターと関わりあう時間を持つMRは強いな**」と改めて感じさせられた今回のインタビューです。

POINT解説

①今さら聞けない

　ドクターは基本的にプライドが高いので、今さらパソコンの基本操作ができないとは他の人に言えないことがよくあるそうです。よって、それを察してプライドを傷つけずに懇切丁寧にレクチャーしてくれるMRは重宝されます。

②定期的に会う1時間の大事さ

　MRのディテーリング内ではなかなか1時間以上話をすることは大変ですが、このようなレクチャーで時間を共有すれば、時間も積極的に取ってくれるし、長い時間、良好なコミュニケーションが可能です。

③雑談の効用

　きちんとニーズを満たしてくれた人に対して、礼を尽くすのは人の習性であり、レクチャー後に一緒にお茶したり、雑談をすることが当たり前の時間になります。そのような肩の力の抜けた時にビジネスの話をさりげなく入れていくことは非常に効果的ですよね。

31 学会情報発信MR

　今回の取材は外資系製薬企業の大学担当MRのY氏です。大学担当としても高い成績をあげているし、他のMRからの信頼も厚い人です。その仕事の秘訣を聞きました。なんとその理由はY氏いわく「学会マニア」だということです。

　とにかくY氏は大学のドクターとお供してできるだけ多くの学会や研究会に参加することが大好きなのだそうです。そこで学会に行けなかったドクター方がほしがるような情報や資料を集めて、営業所や家でまとめるのだそうです。システム手帳、コンパクトな録音機、デジタルカメラが必需品でどんどん気になる情報を集めていくそうです。

　そしてその後、まとめた情報を1つのレポートにして、自分の担当先、自分の同僚や場合によっては他社のMRにも惜しげもなく提供してあげるのだそうです。そうすることが医療の向上に結びつくと考えているからです。

　そういうY氏ですので多くのドクターから一緒に学会や研究会に行こうと誘われるし、また、多くの同僚や仲間から慕われています。そして通常、計画をなかなか達成しづらい大学病院でいつも安定した高い成績をあげています。

　必要な情報を集めて、その情報を広く的確に提供することがMRにとって大事だなと感じさせられた今回の取材でした。

POINT解説

①学会情報の集め方

学会では様々な発表が同時進行で行われるので、聴講する内容の絞込みが大事です。Y氏は親しいドクターから前もって、聞きたい内容、興味を持っている内容をインタビューしてからターゲットとする発表を取材しに行くそうです。場合によってはビデオカメラも回す徹底ぶりです。

また、ポスターセッションも興味のあるものはすべて高感度のデジタルカメラで撮影して保存しています。

②学会情報のまとめ方

仲の良いドクターにはどのような形でレポートすれば良いかを聞いておき、できるだけ新鮮な情報を効率よく届ける工夫をしているそうです。情報も鮮度が大事ということで、Y氏の目標は学会後の3日以内に送ることを心がけているそうです。

③学会情報の共有化

学会の情報は公的なものであるという考え方から自分の同僚や仲の良いMRにもどんどん情報を共有しています。それが医療の発展に結びつくと考えているのはY氏の器の大きさを感じさせる部分です。

32 ボランティアMR

　今回は内資系製薬企業の大病院担当MRのK氏のお話です。K氏はまだ20代ですが、担当先の病院ドクター、特に部長クラスのドクターと非常に強いつながりを持っています。その彼の得意技は**その地域の患者会のサポートボランティア**をしているということです。

　K氏自身がその担当先のエリアに住んでいることもあるのですが、最初は偶然、自分の子供の幼稚園のつながりで親としてお手伝いする機会に恵まれたそうです。そして関わりの中で徐々に興味を持つようになり、様々な患者さんの会があって活発に活動していることを知ったそうです。そしてそこから自分のできることはお手伝いしようということで積極的に関わるようになったそうです。医学的な知識を持つK氏が患者の会で重要な役割りを果たすことは想像するのに容易ですよね。

　その後、仕事でなかなか会えないドクターも患者さんの会の関係でどんどん会えるようになり、今までと違って逆にドクターから患者さんについての質問をされる関係になったそうです。そして今までのような薬一辺倒の訪問から患者さんの立場やEBMを考えたディテーリングに変わったとのことです。

　偶然とはいえ、K氏の高いボランティア精神がビジネスにも好影響をもたらした素晴らしいケースだなと感じた次第です。

POINT解説

①患者さんの会への積極的な関わり

　同じ医療業界であること、そして医療知識を常に学んでいるMRとしてボランティアでも活躍することは社会的意義から考えても有意義なことだと考えられます。こういうMRが多い状況ができると日本の製薬企業も素敵ですよね。

②患者ニーズの把握

　MRは仕事の中で患者さんに直接的に関わる部分がほとんどないので、患者さんがどのように薬を使って、どのように役立っているのか？　そしてどのような副作用が出て、患者さんにはどう評価されているのか？　ドクターを通してしか見えていない薬の評価などを直接的に知ることができるのは大きな意味がありますね。

③ドクターと患者さんの架け橋

　患者さんにとってドクターは少し遠慮をしてしまう存在であり、多くの患者さんは短い診療時間の中で思うように質問のできない現状があります。わざわざドクターに聞くまでもないけれど医療の知識や情報を知りたいケースにおいてこのようなMRのボランティアは役立つ存在だし、逆にドクターの立場においても患者さんの細かいケアやマインドを知るためにもこのようなボランティアが間にいるだけで良好なコミュニケーションの媒介になるのではないかと考えられます。

33 医療行政解説MR

　今回は内資系ジェネリック企業（眼科専門）に勤めるN氏です。N氏はMS出身でジェネリックメーカーには珍しい医業経営コンサルタントの資格を持つMRです。ディテーリングをしながらクリニック経営についての話ができる強みがあります。そして彼が最も得意としているのは**医療行政の解説**です。

　N氏の勤める会社の製品はジェネリックであるために製品力が先発メーカーに比べて弱いのは明らかです。それをカバーするためにはMRの力が必要な訳ですが、N氏の魅力の1つは難しい**医療行政の単純化とそれに対するクリニック経営へのアドバイス**です。ドクターは医療行政に興味を持っていますがあの長い文章と複雑な数字を見るのは億劫だと感じています。そしてそれを経営に結びつけるということは専門外であるためにできません。それをフォローしていくのがN氏の売りです。

　そんなN氏なのでドクターからはいつも呼び出しがかかるそうです。もちろん実績も会社の上位をいつも占めているそうです。お話を聞いていて、N氏の真面目な性格と几帳面な仕事ぶりは製品力不足をカバーする以上の力を持っていることがよく理解できました。

POINT解説

①医療行政についての情報を解説

　医療行政については良く理解をしておかないと医療機関にとっては経営的な打撃を受けかねないことになりかねません。しかしその反面、面倒なのであまり努力をしていないドクターが多いのが現実です。そこでこのようなポイントを簡潔明瞭に解説してくれる存在はドクターにとって大きなニーズがあります。

②クリニック経営への影響

　N氏は医療行政情報を伝えるだけでなく、その情報から一歩踏み込んで、それによる影響と経営的にどのように対策を進めていけばよいかを提案しています。ここまでしてくれるMRはなかなかいないので、重宝されるわけです。

③知恵袋としてのMR

　医療機関の経営に最も必要なのは情報とそれを生かす知恵です。できるドクターは多くの知恵者を周りに置いているし同時にいつも探しています。よってMRが意識的に自己啓発し、そのドクターの知恵袋となるのは、ドクターニーズにもかないます。そこを狙いたいものです。

34 副作用マニアMR

　H氏は薬学部出身の内資系製薬企業の大病院担当MRです。彼は学生時代から薬の主作用にはあまり興味がなく、副作用がとても好きなマニアだそうです。

　製薬企業に入ってからも添付文書集を好んで読むのですが、読むのは決まって副作用の所だそうです。H氏は製薬企業の添付文書は副作用を知っている人間にとってはまったく不親切な文書だといいます。そこで自分で独自の副作用ファイルを作成して、ドクターに情報提供しています。

　珍しい副作用や予想外の副作用についても嬉々として説明するH氏はドクター達にとって貴重な存在です。また、副作用の対処法について詳しいMRは少ないのですが、H氏のファイルには世界中から集めた副作用情報が入っているのでお手のものです。

　薬で何か問題が起こると呼ばれるのであまり自分からPRのために訪問することが少ないとのことです。それでも実績を聞きましたらかなり良い成績をあげられていました。

　ネガティブ情報をどれだけ追求して調べて、それを相手の役立つ情報として提供できるのか？ということで強みを発揮するH氏、まだまだドクターから頼られる日々が続きそうです。

POINT解説

① マニアが求められる時代

　おたくやマニアと言う言葉がありますが、これは「**その分野について秀でて良く知っている人**」という良い意味があります。患者さんがドクターを選ぶときに専門医を選ぶ傾向にあるようにドクターがMRを選ぶときにもマニア的な人を選ぶ傾向にあると考えられます。

② 本当に困ったときに誰に連絡するのか？

　副作用が起こったとき、**院内で薬のトラブルが起こったときに頼りになる存在であるかどうか？**　そしてそのようなときに顔がすぐ浮かんでくるのかどうかが大事ですね。

③ 薬はメリットよりリスクマネージメント

　ドクターによっては効果よりも副作用の方を重要視する傾向があります。よって自社製品だけではなく、自社の関連する疾患の薬剤の副作用とその対処法を知っていることはドクターにとっても聞きやすいので、強みになるというわけです。また、**前もって副作用が起こらないような使い方の提案なども重要**になってきます。薬を使わせるだけがMRの仕事ではないということですね。

35 クリニカルパスMR

　N氏は外資系製薬企業の大病院担当MRです。担当先の病院院長から本社プロダクトマネジャーに「N氏だけはプロジェクトが終了するまでは担当を変えてくれるな」といわれる存在です。そのN氏の強みは**クリニカルパス委員会へのサポートが充実している**ことです。

　彼は薬剤師ですが、大病院勤務も経験しています。その病院薬剤師を経験しているときにクリニカルパス委員会を手伝っていたこともあり、その分野に詳しいのです。そして製薬企業に転職してその経験とスキルが役に立ったということです。

　委員会では現在のドクターの治療方針や処方内容と妥当性（EBMとの）を話し合うので、病院の考え方が反映されます。そして、病院の強みと弱みがよく見えるので彼にはすぐに自社製品の採用の可否がわかるということです。

　しかしN氏は自社製品のプロモーションだけではなく、**ドクターと共に患者さんのことを真剣に考える場を与えられていることにとてもやりがいを感じる**といいます。そして場を与えられることにより前向きな自己啓発が必須となったのは、自分にとって大きなプラスだとも指摘していました。MRもこのように高い視点から考えられる人は強いですね。

POINT解説

①クリニカルパスの広がり

大病院を中心としてクリニカルパスが開発され、今では中小病院にも広がってきています。しかし、これらのパスを解説して、その医療機関に合うような提案ができるMRは非常に少ないのが現状です。

②DPCとクリニカルパス

クリニカルパスが広がった背景としてDPCの存在があります。現在、DPC導入病院はどんどん増えており、それに従ってクリニカルパスも広がっている状況です。よって、その重要度は日に日に増していくばかりです。

③MRとして貢献できること

病院同士、病院と診療所で情報交換が盛んになってきているとはいえ、双方診療が忙しいのでなかなかうまくコミュニケーションが取れないことが多いようです。熊本で連携パスが話題になりましたが、今後はこのような取り組みが全国的に広がって行くのではないかと思います。IT時代とはいえ、そのときに病院間、地域医療の情報の担い手になるのはMRではないかと思うのですがいかがでしょう？

36 ツアコンMR

　CSO企業の社員として外資系製薬企業へ派遣されているT氏のお話です。T氏は前職がツアーコンダクターだったこともあり、旅のスペシャリストです。まったく違う分野なので医療の業界に勤めるということは夢にも思わなかったそうですが、自分の父親の病気で医療に関わることになり、徐々に医学について知りたいと思うようになり、コントラクトMRへの道を進んだそうです。

　MRになってドクターと話をしていると、ドクターは年に何回も学会やご自身の旅行に行かれるのに旅の知識に乏しいことがわかったそうです。T氏いわく、ほとんどのドクターが大手の旅行代理店にまかせっきりで無頓着なのだそうです。

　そこでT氏は自分が旅行取引主任の資格を持っていることを伝え、**より快適な旅行をするための秘訣を伝えた**そうです。今までに聞いたことのない旅行のための知識を伝授され、コストダウンができて、他の人よりもよいポジションを取れて快適な旅行ができるとあって多くのドクターから喜ばれているようです。

　またT氏の知っている旅行先の料理店やガイドを紹介することにより、ドクターをVIPとして迎え入れられることも嬉しいサービスのようです。私も旅行をするときは彼にサポートをお願いしたいと思っております。

POINT解説

①旅が多いドクター

　ドクターには学会参加、家族旅行、医局旅行、地域の医師会の旅行など常に旅行は付きものです。しかし、その旅行については自分で真剣に調べることは少ないし、そういう知識を持っている人が周りに少ないので、旅の醍醐味や旅行先の知られざる観光スポットなどを伝えることは喜ばれる情報になります。

②知らない土地では不安だらけ

　いくら旅慣れているドクターでも知らない土地では不安が付きまとうものです。その不安を解消する前記のサービスは印象に残りやすいと考えられます。不を解消するとビジネスになるといいますが、その典型的な例といえますね。

③いいサービスはよい人間関係を生む

　良い旅の経験をしていただければ、ドクターはその情報を仲の良い人と共有したいと思うはずです。T氏のように良い情報を教えてくれた人にはなおさらです。そういう良い経験をしてもらって、それを一緒に共有するという共通体験を繰り返すことにより、お互いの関係も強くなるというわけですね。

37 ナースMR

　Sさんは外資系製薬企業の病院担当MRです。彼女はMRでは珍しい看護師出身のMRです。彼女はナースを4年行ってから、製薬企業に行きたいということで応募をしてきた異色MRです。最初、服薬指導（自己注射）のために入社したのですが、途中から会社の方針によってMRに転籍されたそうです。

　最初は自分的に営業的センスがないのでどうしようかと思っていたそうですが、病院を回っているうちにあることを発見しました。それは**ナースの扱いに慣れていないドクターが意外に多い**ということです。

　そこでナースのクチコミの仕組みや考え方、行動から読み取れる解釈などを自分の経験をもとに解説をするようにしたそうです。それからというもの病院ドクター、それも若手のドクターに引っ張りだこの状況です。

　でも若手だけではなくてベテランのドクターも自分の娘のようなナースと一緒に働かなければならないわけで、どのように接していいのか悩むこともあるそうです。そういうドクターニーズに対してSさんは自分なりにレポートを作り、先生方に配っています。そのレポートには自分の経験や実際に今働いているナースの声を反映する内容になっています。

POINT解説

①立場、年齢の違いによるコミュニケーションギャップ

　ドクターとナースは同じ職場の仲間ですが、やはり立場や年齢、性別、性格によってコミュニケーションギャップが生まれやすいことが問題になっています。そのギャップをどのように埋めていくのかを提案することは、医療現場にとってありがたいことですね。

②第三者の目

　Sさんはナースのときには気づかなかったことをMRになってから多く見つけたそうです。両方の悩みを聞く第三者的な立場になったことによりお互いの考えが見えたそうです。

③経験者の言葉の説得力

　Sさんはナースを自分自身で経験しているので、ナースの気持ちや行動をドクターに合わせて翻訳できます。それはドクターにとって今まで分からなかったことへの気付きを生むことに結びつきます。やはり現場で汗を流したことは役立つものですね。

38 心理学的MR

　M氏は外資系製薬企業に勤める20代の若手MRです。彼は入社3年目にも関わらず、支店でのランキングに常に入るトップMRの1人です。そんな彼の得意技は大学で専攻していた心理学的なアプローチだということです。

　M氏いわく、**彼はドクターや病院スタッフへのセールストークはほとんどしていないようです**。彼が伝えているのは病院スタッフが患者さんに話すときにどのようにアプローチすればよいか、そしてどんなコミュニケーションを取れば喜ばれるかを心理学の面やその実例を元に説明するそうです。

　患者さんには疾患ごとに特有の悩みがあるわけでその悩みをどのように会話の中で解消してあげるのかを医療スタッフと共に考えて、ミニマニュアルを作ったり、医療機関での成功例などを伝達しているようです。

　M氏のアドバイスで患者さんへのアプローチがうまく行って患者さんの満足度や来院数が増えているクリニックも多いのでM氏への満足度が高いのもうなずけます。また、仲良くなった先ではコミュニケーションもよく取れているので個人的にカウンセリングも行っているようです。ドクターは意外と孤独なことが多いので、そういうニーズにも対応されています。こんなMRはドクターも絶対手放せないですよね。

POINT解説

①医療スタッフと患者さんのコミュニケーションサポート

最近、患者さんが医療スタッフに対して、暴言を吐いたり、場合によっては暴力をふるったり、悪評を流したりするケースが増えているようです。患者さんとのコミュニケーションがうまくいかないことに起因するようです。そのような原因を作り出さないようにするスキルや情報は医療機関側にとってありがたい情報になりますね。

②悩みを解消するためのトーク

患者さんは悩みを抱えて、医療機関に受診するわけでそれをきちんと解消していかないとビジネスになりません。その悩みをできるだけ短時間に把握して、解消してあげるようにすることが患者さんの満足度を上げることに結びつきます。

③コーチングスキル

コーチングのようなコミュニケーションスキルは導入すればかなり効果的なのですが、医療機関でもそれを知っている人はまだまだ数少ない状況です。M氏はそういうスキルを教えることも行っているそうです。医療スタッフとしては嬉しいサービスですね。

COLUMN ⑤

実績生むチャンスは工夫して行動するものだけに訪れる

　今回の取材においても分かるとおり、何かを得る人というのは常に進化しています。そして、自分からどんどん行動を起こしています。これは我われの業界だけではなく、万国共通の法則です。

　現在、私はMR職から離れて4年余り経過しました。しかし、現場を知らないと顧客ニーズがわからないので、常にドクターやスタッフと会って話をするようにしています。そして、その話の中から商売ネタを探っているのです。

　起業すると常に稼ぐ意識を持たないとすぐに会社はつぶれます。MRのときにも毎日、売上げを伸ばすという気持ちは持っていましたが、やはり今ほどではありませんでした。しかし、MRをやっていたお陰で独立もスムーズにできたのかなと思います。

　今、やっている仕事もMRと何の変わりもありません。薬のプロモーションをするのか？　それとも我われの提供するソリューションを提案するのかの違いぐらいで、アプローチもクローズも同じです。

　大きく変わったのは顧客の頭の中を広く探ることができるようになったことです。MRのときは薬のことしか考えていませんでしたので、すべて薬につなげていました。ドクターから見るとなんと狭い了見だったのだろうと思ってしまいます。

　ドクターも仕事人としての顔、家庭人としての顔、プライベートタイムを楽しむ顔など様々な面を持っており、それぞれで自分なりの課題や悩みや夢や希望を持っているのです。それを共有できる存在になり得る今の仕事はとても充実したものです。もちろんそれはMRでも十分できることです。

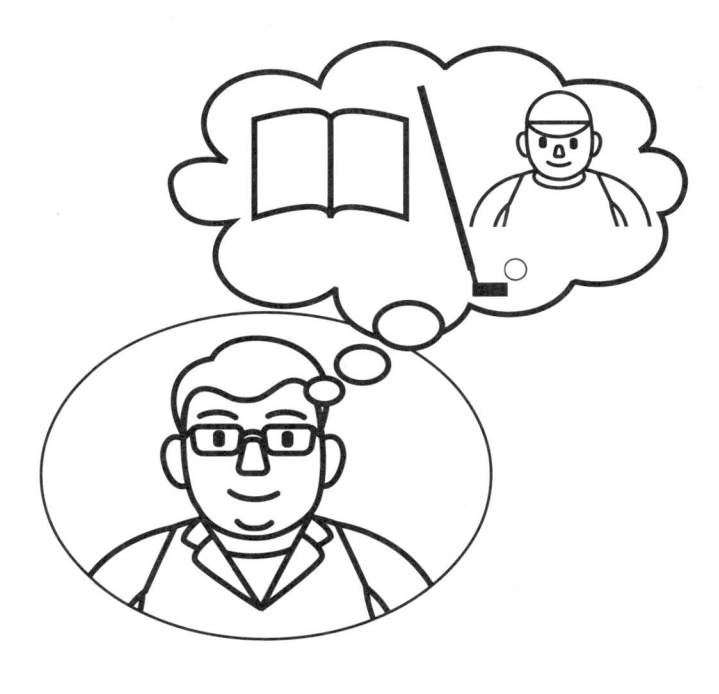

MRも顧客のために常に動いて、問題に対して工夫をする姿勢が習慣化すると、チャンスも習慣のようにやってきます。そういう習慣と仕組みづくりを心がけたいですね。

第**6**章
ユニークな発想法

研究会戦略MR
社外自己啓発MR
ランチェスター戦略MR
ナンバー2戦略MR
調剤薬局MR
他業界発想MR
メルマガMR
本物志向MR
代替医療MR
地域連携支援MR

39 研究会戦略MR

今回は、MRから本社マーケティングに抜擢された外資系製薬企業の友人S氏のお話です。

通常、製薬企業主導の研究会や講演会の場合、高名な演者を呼んで来て話してもらうわけですが、ある程度の規模にしなくてはという使命感があります。そして得意先をまわってエリアのドクターに参加を促すお願いをします。そんな講演会はご存知の通り、聴講している中には寝ているドクターもいて、何かモチベーションが低いような感じがします。

そこでS氏は思い切ってやる気のある若手ドクターだけを集め、その少人数のグループにビッグネームのオピニオンリーダーを招聘して、クローズドの極めてやる気のある真剣な研究会を作ったそうです。そうするとクチコミで知ったドクターから参加したいという要請が多数あり、有名な先生と知り合え、勉強になるということで凄く喜ばれる活性の高い研究会になったそうです。

そしてオピニオンリーダーにも寝ている人のいる大きな規模の講演会より若手の熱い質問が飛び交う研究会の方がやりがいあると喜ばれたそうです。S氏は結果的にこの研究会のお陰で実績が飛躍的に伸びたそうです。

お互いのニーズを的確に捉えた研究会戦略、お見事です。

POINT解説

①今までの研究会の問題点

研究会を企画するにあたり、今までの問題点を抽出し、それを改善する形で作り上げていくことは当たり前の発想ですが、実際にきちんと行えるケースは少ないと思います。

②逆転の発想

通常、処方を実際に行っているドクターを中心に研究会を組むものですが、そうではなく、燃えている若手とオピニオンリーダーをつなぐことにより、その研究会の学習熱と価値を上げ、他のドクターにあそこには参加したいと言わせる仕組みづくりがうまいですね。研究会自体の価値を高めて、それをブランド化して、製品のブランド化に結び付けていく発想は凄いと思います。

③場の力

研究会や学会で集うことには意味があります。それは集まってきた方々と場の力が作用してよいコラボレーションを生んだり、アイディアの種に結び付くからです。熱いドクターが集まる場ではその作用も強いのではないかと思います。こういう場を作り出し、ドクターの心に火を付けることにより、貢献することもMRの仕事だということを気付かせてくれるケースです。

㊵ 社外自己啓発MR

　K氏は現在、外資系製薬企業の国立大学病院担当MRとして活躍されています。彼がMRを天職だと感じたのにはきっかけがありました。たまたま、入社3年目で大学の友人の薦めで社会人のためのビジネススクールへ通うことになり、MBAの技術を学びに行ったことから可能性が広がったそうです。

　そのスクールには日本を代表するような大企業の社員からベンチャー企業の社長まで様々な方が集まり、彼らとの議論の中で常々、**製薬や医療の狭い業界内にいる自分の無知を思い知らされた**とのことです。また、逆に自分達の持っている仕事の特殊性や社会貢献度の大きさ、自分たちにしかできないことを明確に理解したことは大きな自己変革だったそうです。今でもその仲間達と良く集まって飲み会などをするのですが、「MRの仕事って面白いね～」と言ってもらえるのがうれしいとのことでした。

　このようにまったく違う立場と業界の人間が集まってその知恵やスキルをお互いに共有して、人脈を形成することはビジネスシーンだけではなく人間的な幅を広げるチャンスです！

　皆さんも機会があればビジネススクールや異業種勉強会の活用をお薦めしますとは、K氏のインタビューの締めの言葉でした。

> POINT解説

①会社外に学びを求める

　MRの場合、社内研修が充実しているためになかなか社外で自己啓発を行っている方が少ない現状があります。よってそれを実施している少数のMRがビジネスマンとしてメキメキと力を付けていくわけです。

②社外の人、異業種の人と交わる

　医療・製薬業界の人は閉鎖的な部分があるので異業種の人との交流が少ない状況です。特に製薬業界は社内だけの人間関係にこもる人も多く、偏った考えに流されてしまうケースもままあります。

③成功例の共有

　他業界での成功例の中には製薬業界でまだ未実施のものも多く、参考になる事例が多数あります。そのような知恵を得られるのもこういう場の特権だと思います。

41 ランチェスター戦略MR

　N氏は外資系製薬企業の開業医担当です。彼は担当して間もないエリアを1年で全国3位の売上げアップのエリアに変えました。その彼の得意技は**ランチェスター理論**です。小さな会社や力の弱い者がそのエリアで勝つにはどうすればよいのかを考えた戦略がランチェスター理論です。

　ほとんどのMRは強者ではなく弱者です。そこで楽しく勝ち抜くにはこの理論は非常に役立ちます。売上げではなくてドクターのマインドシェアをどれだけ獲得できるか？　そこを目標にしたそうです。その方法は下記の通りです。

　①誰も入ってこないようなニッチなものの中に自分の得意分野を設定する
　②その得意分野は他の追従を許さない
　③その得意分野については奴に聞けという評価をそのエリアで確立する
　④その得意分野＋αのサービスを展開

　その分野の第一人者としてドクターからも評価されるということは一目置かれているということにもなります。これは趣味でもいいし、学術知識でもいいのでとにかくオンリーワンを作り出して、そこからマインドシェアを確保することが近道だそうです。ちなみにN氏の得意技は地域連携のお手伝いだそうです。

POINT解説

①ランチェスター

　N氏は竹田陽一氏の書籍を自営業の友人の薦めで読んだそうです。竹田氏はランチェスターをマーケティングに取り入れて、企業戦略にまで発展させた方です。読んでみて感じたのはMRのマーケティングも中小企業のマーケティングも非常に似ているということだそうです。MRは売上げ1億円の会社の社長だと思えばそれも納得ですね。

②得意技の構築

　やはりMRが自分をブランド化していくためにはこの部分を外すわけにはまいりません。ドクターに対して、自分の最も貢献できるポイントを探っていくことが重要ですね。

③どのようにマインドシェアを取っていくのか？

　薬剤のシェアは病院やクリニックの処方量で比較できますが、重要なのは目先の処方量ではなく、顧客であるドクターや薬剤師の心の中におけるそのMRの重要度、薬剤の重要度であるということですね。

42 ナンバー２戦略MR

　A氏は外資系製薬企業の中小病院担当のMRです。大都市部の中小病院を担当して感じるのは、中小病院の経営は難しくなってきているなということだそうです。その理由として評判の良いと言われているドクターは長居せず、すぐに他の病院に引き抜かれていくし、ナースもモチベーションがあまり高くないのが訪問していてわかるからです。

　だからエリアの売上げも中小病院トータルのシェアはどんどん下がっている状態です。しかしA氏のエリアだけは下がるどころか上昇しています。

　そのA氏の戦略は**ターゲット診療科のナンバー２とナンバー３を意識的に狙えという戦略**です。中小病院において長く勤めるのはトップを狙うような性格よりはどちらかというとおとなしめでごく普通の勤務医として働くドクターであるということがわかったからです。それはある病院の合コンで懇意にしている婦長が教えてくれたそうです。

　それ以来、もちろん部長ドクターには他のメーカーと同じ程度のことはしますが、意識的にナンバー２と３を部長以上にサポートするようにしたそうです。仕事量は以前より忙しくなったけどその分、喜ばれるのでやりがいがありますという笑顔が仕事の充実度を語っていました。

POINT解説

①見逃されているドクター

　MRは完璧に訪問しているわけではありません。しかし、ターゲティング方法を少し見直すだけで新しい重要顧客が見えてくるという例です。意外と見逃しているケースが多いと思います。

②重要感を満たす

　インタビュー活用の部分でも書きましたが、人間の最も強い欲求の1つが「重要感を満たす」ことです。控えめなドクターほど、この部分が満たされていないことが多いので、きちんと行うことにより、大きな効果を得られるわけです。

③意識の持ち方

　人間は意識の持ち方が変わるだけで受け入れる情報量が大幅に改善されるそうです。先輩や上司から教えられた視点でエリアを見るだけでなく、独自の視点を持つことが新しいマーケットを作り出すことにつながるはずです。

43 調剤薬局MR

　内資系製薬企業のD氏は開業医と中小病院を担当するMRです。彼の担当しているエリアで彼を知らない薬剤師はいません。彼はこのエリアの薬剤師には欠かせない存在だからです。
　その理由は他の企業に先駆けて地域の調剤薬局に対しての情報提供の場を構築したからです。
　D氏も以前は他社MRと同じようにドクターばかりを訪問していたのですが、あるとき、**友人のドクターに調剤薬局の患者さんへの説明が患者さんにとって大事な情報源であることを伝えられ**、「はっと」気付いたそうです。また、ちょうど時期を同じくして仲の良いMSとの飲み会のときに、実績を追うためには調剤薬局へのアプローチが必要ということも教えられたそうです。
　そこでD氏はそのエリアの調剤薬局を集めて勉強会や薬剤師コミュニティを企画し、サポートを行う活動を始めたそうです。薬剤師への案内や講師の招聘、参加できなかった薬剤師への情報の伝達を行い、その関係を強固なものにしていったとのことです。
　D氏のまめな活動によって、そのエリアの調剤薬局市場の数字は手に取るようにわかるようになったそうです。病院やクリニックへの的確なアプローチの結果、彼の実績がうなぎのぼりに増えたことはいうまでもありません。

POINT解説

①調剤薬局のニーズ

現在、調剤薬局は全国で5万軒を超えており、コンビニエンスストアよりも多く存在しています。しかし、MRは病院・クリニックを中心に訪問しているので、カバー率が低いのはご存知の通りです。しかし、カバーできていない調剤薬局にいかに少ない時間で効率よく情報を伝達していくのか？MRのアイディアが活きる場面です。

②情報源としての調剤薬局

特に都市部では病院やクリニックの実績が読みにくくなってきており、正確なシェアやマーケットを判断しづらくなっています。このように調剤薬局との関係から情報を入手できることはMRの情報ソースとして重要なポイントになり得るということです。

③ドクターと調剤薬局の架け橋

地域医療において病院とクリニックでもうまくコミュニケーションが取れていないのに、調剤薬局と医療機関の連携は門前薬局以外なかなか難しい状況です。しかし、地域勉強会へのドクター招聘などの企画によって、コミュニケーションを図る試みは医療者にとって喜ばれるサービスであることは間違いありません。MRの価値の高まる仕事ですね。

44 他業界発想MR

　M氏はMR歴3年の開業医・中小病院担当MRです。異業種からまったく未知の製薬業界に入ってきたにも関わらず、3年間前年を大きく上回る成績を継続しております。

　その秘訣を聞いたところ「他業界のノウハウで使えそうなものをどんどん活用している」とのことでした。彼は前職が銀行だったこともあり、様々な業種の人々と知り合いが多いのも特徴的です。そこでMRになったときに友人たちの飲み会でお願いをしたそうです。「今度、まったく未知の業界に行くのだけど成績を上げたいので知恵を貸してくれ」と。

　そしたら医薬品業界についてよく知っている友人が「医薬品業界は閉鎖された業界だから新しいマーケティングの方法やITについてもまだまだ遅れている。だから他の業界で成績をあげているノウハウを自分自身で試してみれば」と教えてくれたそうです。

　そして彼はMR活動の慣習の穴を見つけました。それは「医局で待つこと」を止めたことでした。きちんと最初に引継ぎのときにドクターの連絡先を聞いておいて、会うときには必ず要件とアポイントとドクターの役に立つためのツールや資料を用意したそうです。ドクターの余計な時間を奪わず、そしてポイントを付く活動がドクターの心を捉えたいい例だと思います。

POINT解説

①違う目で業界を観る

新入社員からMRだと、職業的にはそのことだけしか知らないので、知らない間に業界慣習やしきたりに対し、疑問を持たずに行っているものです。しかし、他業界を経験することによりまったく違う視点で眺めることができるので、不条理を不条理まま感じることができるのは強みですね。

②知恵は広く探る

自己啓発MRのところでも書きましたが、問題解決には様々な業界の優れたソリューションを探ることが、ドクターがスピーディに納得いく答えを出せることに結びつくのではないかと思います。

③アポイントの重要性

元MR教育センター部長小久保光昭氏の著作「新しい時代に求められるMR像」にも書かれている通り、これからはドクター面談にアポイントが不可欠な時代になってきます。表敬訪問が喜ばれる時代は過ぎ去ってしまいました。その現実を直視することも大事ですね。

45 メルマガMR

　A氏は現在、外資系製薬企業でマネジャーをしています。2年前まで大学担当MRだったのですが、そのときの話をしていただきました。A氏はMRとしてはやりがいのある大学病院担当者でしたが、彼の希望は本社のマーケティング部門に行くことでした。しかし狭き門で、なかなか行けないのが現状でした。

　そこで悶々とした日々を楽しくしようと、自分が医療に対して感じていることをメールマガジンにして配信するようになりました。そのメルマガを通じて多くの医療関係者やMR達と知り合うことができ、会社関係以外に全国的に友人ができて、今の会社へのキャリアアップへと繋がりました。

　MRが持っている医療現場の情報やそれに対するソリューションには貴重なケースがあります。それを情報発信することにより、多くの人から多くの支持を得られたそうです。特にMRは今まであまり情報発信をしてこなかったので、A氏の情報発信は貴重なものだったと考えられますね。

　A氏はメルマガからWEBサイト、そしてブログと発展して最近ではSNSのGreeに力を入れています。情報発信の方法を常に模索しているA氏の元には良質な情報が集まるのだろうなあと感じています。

POINT解説

①情報発信するものに情報が集まる

　世の中には返報性の法則があり、自分が役立つ情報を外に向かって発信するとお返しに様々な情報が集まってくるようになります。これは私自身、メルマガを7年出し続けているのでよくわかります（笑）。

②情報を持つものが勝つ

　情報には次元があり、できるだけその情報ソースに近ければ近いほどビジネス上、価値を持つものだといわれています。情報が集まってくる人にはそのビジネスに直結する情報が集まりやすいので、先手を打つことが容易になります。

③媒体の多様性

　情報発信の方法もその内容と対象となる人の環境によって変えることができればより多くの人に届くことが可能になります。A氏のように媒体の伝達力を意識しながら、様々な媒体をトライアルしていくことはこれからのビジネススキルとして重要なことだと思います。

46　本物志向MR

　Y氏は内資系製薬企業に勤める専門領域MRです。いつもテーラーメイドのスーツに身を固め、ダンディな雰囲気はどちらかというと英国の紳士といった風貌です。そして話し方やその立ち振る舞いからそのエリアでは知らないものがいないぐらい有名なジェントルマンMRです。

　その彼の得意技はその雰囲気から分かるとおり、**医療機関のイメージ作りやブランディングについてお手伝い**をすることです。特にホスピタリティとして必要な患者さんへの接遇やコミュニケーションスキルについての情報提供や、各医療機関の状況に合わせた研修を実施したりするのが得意です。Y氏がお手伝いする医療機関はすべて患者満足度を着実に上げていくのでドクターからも一目置かれる存在です。

　そんなY氏の根底に流れるのは飽くなき**本物志向**です。彼の祖父がY氏の子供のときからいっていたそうです。「世の中様々なものがあるけれど、本物を見たときに心が震える。だから本物を知り、それを経験することが大事」と。よってY氏は常に自腹を切って本物のサービスといわれる超一流のお店やホテルに行くのが趣味だそうです。そこで常に最高のものを体験しておくことが仕事につながるということで、趣味と実益を兼ねているそうです。

POINT解説

①セルフブランディング

　現場においてMRは待たれる存在であれといわれますが、それをまさに地で行くY氏はそれだけでブランディングされた存在です。

②クリニックのブランディング

　クリニックにおいても患者志向で満足度を上げていくことが大事であると一貫してドクターや医療スタッフに伝えている姿はMRというより、ある種、サービスの宣教師のようです（笑）。しかし、クリニックの競争が激化している今の状況を見ると、これからはますますこのような考え方が当たり前になってくるのではないでしょうか。

③ドクターの求めるサービス

　ドクターは一流のホテルやレストランのサービスを受けることが多い職業です。よってサービスについては受ける立場で厳しい目を持っています。それを知って話をするのとしないのとでは説得力が違うということです。ドクターを顧客にしているMRも自分のお金で最高のサービスを経験しておくことは大事なことではないかと思います。

47 代替医療MR

　外資系製薬企業に勤めるM氏は産婦人科を専門に廻る専門MRです。MR歴は4年というキャリアにも関わらず、多くのドクター方に重宝されています。彼女の得意技は趣味で行っているアロマテラピーとリフレクソロジーです。

　M氏はもともと自分が虚弱体質だったこともあり、薬のみならず、自然治癒力を高める代替医療に興味を持っています。そして仕事の合間を縫ってはこれらの知識を学べるセミナーやスクールに参加をしています。

　最近、産婦人科クリニックにおいて患者さん側のニーズとしてのアロマテラピーやリフレクソロジーを取り入れて欲しいという希望が増加していることもあり、ドクターはそれらの情報を知りたいと思っております。M氏はそのドクターのニーズにぴったり合った情報やアドバイスをすることができるということです。知り合いのセラピストと仲の良いドクターとマッチングしたりもしており、医療機関にとっては欠かせない存在になっています。実績が上がるのも当然ですね。

POINT解説

①時代のニーズ（患者ニーズ）

　ホリスティック医学は古くから日本でも提唱されてきましたが、特に最近脚光を浴びてきています。西洋医学ではうまく解消できない不定愁訴や疼痛性の慢性疾患などに効果があるからです。しかし、日本では各専門家が連携して治療していくことがないので、患者さんは自分自身で決めて通っているという現状があります。それはドクターにとってもブラックボックスであり、情報を知りたい部分であることは言うまでもありません。

②経営的センス

　患者さんに喜んでもらえる治療法やサービスをどのように提供するかは、今後の医業経営に大きく影響します。その患者さんのマインド調査とそれに応じたサービス提供を行うためのソリューションを提案できるMRはドクターの貴重なブレインとなるはずです。

③知的好奇心

　マニアMRのところでも書きましたが、MR自身が自分の興味のあることを徹底的に調べていくような特性を持っている場合、ドクターにとって面白い存在になります。知的好奇心が旺盛なMRほどドクターとの接点が増えるということですね。

48 地域連携支援MR

　外資系大手製薬企業に勤めるK氏は地方都市を担当している4年目のエリアMRです。K氏の担当しているエリアでは大病院が2つ、中小病院が3つ、開業医が120軒あります。
　糖尿病の薬剤を持つ関係上、内科や内分泌の先生と話をすることが多く、特に大病院の先生から「どこに紹介してよいのか、開業医のドクターの技量がわからないので教えて欲しい」とよく聞かれたそうです。
　そこでK氏はエリアの開業医の先生の経歴や特徴、治療スタイルをファイルにして、大病院の先生との話の中で活用したそうです。そして、紹介先のクリニックとのマッチングを積極的に実施しました。また、開業医側からも患者を逆紹介してくれる大病院ドクターとの会食を望まれることが多く、そのアレンジにK氏を指名してくることが多いそうです。それは逆に大病院に勤める先生方の情報ファイルを活用しているからです。
　そうすることにより、エリアで頑張っているドクター同士をつなげることを意識しているK氏の売上げは、順調に推移しています。宣伝しなくても病院のプロトコールをそのままクリニックに持っていくので、黙っていても処方が増えるそうです。
　今後は個人的なマッチングに加えて、イベントや勉強会で患者さんと病院ドクター、開業医ドクターの3方をつなげるようなことを考えられているようです。地域医療に欠かせない存在ですね。

> POINT解説

①コミュニケーションのハブ

　大学が違うと名前は知っていても相手のことはほとんど知らないということが起こります。そこでMRを通して、どのようなドクターが地域にいるのかを把握することはドクターにとって、我々が思うより重要なことです。そのニーズを満たすことは相手にとってありがたいことです。

②患者さんの流れ

　ドクターにとって地域連携で大事なことはきちんと紹介しても治療を継続してくれる知識と能力があるのか？ということと、何かあればまた自分の所に返してくれるのか？という義理の部分だと思います。「私の患者」をお互いに任せられる関係を作っていくところに地域連携の難しさがあります。その間を取り持つ方は貴重な存在です。

③ドクター情報の収集と整理

　地域連携の場合、きちんとそのエリアを回り、すべてのドクターについてある程度把握していないとマッチングが難しいので、常にドクター同士のハブになるということを念頭においた活動と情報の整理が必要になります。

COLUMN 6

たなぼたをどのように考えるのか？

　私がMR時代よく目にしたのはたなぼた実績で評価されるMR、そして運悪くドクターの移動や会社の方針の違いで実績が下がり、評価が下がってしまったMRの両方です。

　会社は数字を評価項目の最重要ポイントとしていますのでたなぼたでも売上げを上げていれば評価するし、下げていれば糾弾される、ということを不条理に感じたものです。今でもそんな会社が多いことでしょう。

　しかし、もしそれが**「自分の経営する会社」**だとしたらどうでしょう？　家族も従業員もいる、お金は必要、でも売上げは減少している。どうにかしてその売上げを上げるために知恵を絞り、多くの支援者に知恵をいただき、動いてニーズをキャッチしようと思いますよね。

　これって何も条件は変わっていないのですが、意識だけが変わったのです。そして、意識の変わった人はその快進撃を止めることはないでしょう。

　要するに会社員としての枠で仕事をしていると上記のようなたなぼたや不運な売上げに一喜一憂しなければいけません。しかし、経営者の立場にたつ意識、視点を持つとそんなことは１つの現象に過ぎないということで、たなぼたのときには神に感謝して、その余裕を蓄えておくか投資しておき、不運のときに備えます。

　これからのサラリーマンは会社に忠誠を近い、会社の評価ベースで仕事をすると不運になるというジレンマが起こります。なぜなら、世の中の成功のルールが変わったからです。忠誠を誓っても環境の変化でどんどん裏切られることになります。

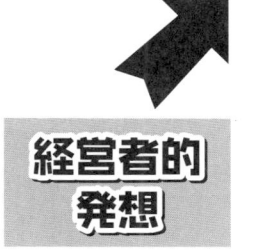

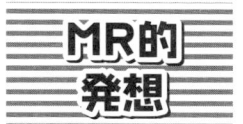

```
経営者的        同じ問題        MR的
発想                           発想
```

　市場もそうです。厚生労働省がルールを変えれば、たちまち成り立たなくなります。まさしく今の介護業界がそれにあたります。薬も後発品推進により、その市場規模全体を縮小させようと画策しています。
　そんな状況の中で売上げをどんどん上げていくのは至難の技です。だから売上げ向上ではなく、使うドクターのマインドシェアを高め、使っていただくくシェアを高めるしか方法はないのです。できるだけ適正な人数で顧客の心をつかむ会社が今のニーズにあっているような気がします。

第7章
MR進化論

MRの将来が見えない
表敬訪問MR活動はなくなる
なぜ、廊下に立たないMRが
　　　　　　売上げをあげるのか？
MR未来像
MR40歳定年説を覆せ！
MRを活性化するキーパーソン＆
　　　　　　　　キープレイス

MRの将来が見えない

　MR-NETで3年未満のMRにアンケートを取ったところ、実に56％のMRが**自分の将来が見えない**と回答しました。その代表的な理由は下記の通りです。

　①40代・50代で自分とまったく同じ仕事をしている人が多い。
　②昇進した係長や課長を見て、やってみたいとは思えない（魅力的な仕事ではない）
　③社内にあこがれる存在がいない
　④社内でのキャリアアップやキャリアチェンジの仕組みが明確ではない
　⑤昇進のステップも明らかではない

　今、MRだけではなく様々な業種の企業において**3年で辞める新人が多いこと**を問題視しています。その現象を解説した本もいくつか出てベストセラーにもなっています。
　今は仕事を辞めても、様々な仕事の選択肢があります。アルバイトもあるし、他の業種にトライするための紹介企業も豊富です。ネットで探せば仕事が山のように検索できます。
　だから、その会社にいるメリットや夢がなければすぐに移るわけです。
　MR-NETでは毎年学生のために「MRになりたい学生のためのセミナー」を行っておりますが、実に優秀な学生が集まってきます。我われのときとは大違いです。東京大学、慶応大学、

早稲田大学と一流と呼ばれる大学の学生も多数やってきます。

でも今まで製薬企業はそういう学生が来ても**MRはMRの仕事しかできないような研修しかない**ので、先が見えなくなり、5年もするとすっかりいなくなってしまうという構造になっています。

先日も3年で辞める女性MR（国立大学理系出身）に話を聞いたところ、こんなコメントをしてくれました。

「上司も良くしてくれたし、給与も休みも文句はないけれども、今の生活がずっと続くかと思うと気が滅入ってくる。様々な能力を身につけるための転属やキャリアアップ研修の願い届を提出しても、部長や人事部からコメントすら返ってこない。真剣に考えてくれていないと感じたので、3年を機に辞めることにしました。引き留めがあるかと思っていましたが、まったくなくあっさりしたもので拍子抜けしたと共に、自分ってそんなに価値がないのかなぁと自己嫌悪に陥りました」

ちなみに彼女はエリアでもトップクラスの売上げで、会社に貢献していたMRですが、上記のような感じだったそうです。

製薬企業の機能を考えたときに適材適所をもっと意識して、人事異動と教育研修を連動して組み立てていればMRから他への転属が簡単に行えるはずです。また逆もしかりです。営業現場を本社サイドの人も経験してみることも大事です。それがほとんど機能していない現状が今の結果を生み出しているといえるかと思います。

また、社員が参画したいと思う魅力的な部署を社内に作ることをあまり考えていないような気がします。

世の中の変化や業界の変化に対応するために製薬企業内にシンクタンクを作るとか、製薬企業内の人材の特殊技能をデータベース化して、その技能を社内で有効活用するとか、社内ミニ研究会やミニプロジェクトチームを作会社の活性化を奨励していくとか、様々な取り組みがあってもいいのではないかと思います。

　以前、ファイザーが患者団体をサポートする部署を作っていましたが、そういう社会貢献的な仕事も魅力的な部署の一例だと思います。

　せっかくの金の卵を高い経費で採用してきたのにまったく育てずに手放している状態が今の製薬業界にあるような気がします。非常にもったいないと思うのですが、皆さんはいかがお感じでしょうか？

表敬訪問MR活動はなくなる

　MRである限り、「あの会社のMRは来ないから使わない」という言葉を聞いたことがあると思いますが、これも実は徐々に減りつつあります。

　それはなぜでしょうか？

　時代をインターネット（導入）前、インターネット（導入）後に分けるとその前後で医療機関は大きく変わりました。

　インターネット前では製薬企業の持つ情報が多くて、ドクターがMRを介してその情報にアクセスしていたという状況がありました。しかし、今では医療情報WEBサイトや学会WEBサイトなどインターネットで調べれば知りたい情報を瞬時に得

ることができます。

　よって、インターネット前と同じ活動をしているMRは逆に来て欲しくないという現象が起こっています。具体的にいうと忙しいのに「ちょっとお時間よろしいですか？」と自社製品の話をするために話しかけてくるようなMRです。

　自分を置き換えてみるとよくわかりますが、仕事に集中しているときにこちらの様子も把握せずに飛び込み営業でやってくる新聞の勧誘に対して、どのように感じるでしょうか？　たぶん話している時間は奪われているような気になるし、その集中力を切らしたことに怒りを感じるはずです。

　ドクターも同じです。しかし、製薬企業のMRは知らない仲でもないし、無碍に断るわけにもいかないので聞いているふりをしてくれているだけで、最終的には医局に姿を現さないということに結びつくわけです。

　「1日1回で患者さんに利便性が高まりました」などという一言メッセージを伝え、コール数を上げるというようなコールの仕方も今後は悪影響を及ぼす気がします。先程の話ではないですが、「**そんなことをいうためだけに病院に来るな**」ということになるからです。

　ドクターもMRの給与が高いことはよく知っています。そんなマクドナルドの店員のようなワンフレーズトークで給与をもらえるなんて、と考えているドクターも多いということです。

　「**ドクターの時間を奪わないこと、集中力を奪わないこと**」、これはビジネスマンとしても当たり前のことだと思います。会社がコール数をレポートしているからなんとしてでもメッセー

ジを伝えなければと強迫観念を持っているMRが多いですが、それは一言話すごとにドクターの信用を失っているのが今の状況です。

先日もこの話を自分の親しいドクター3名に話してみました。全員、大病院の医長や部長経験者です。

答えは全員「その通り！」ということでここに書いているのですが、ドクター方いわく、時代の状況が変われば、情報の伝え方や忠誠心の伝え方も変わるということです。インターネット前とインターネット後の情報伝達やビジネスの進め方は完全に変わってしまったことを認識することだといわれています。

拙著『MR活動が10倍効率化されるIT活用法』（医薬経済社発行）ではそんなインターネット時代の情報伝達の方法と自己表現のスキルをご紹介しましたが、まだまだ使いこなせているMRは多いといえないのが現実です。

その背景には製薬企業側のネットリテラシーの低さとネットを理解できない世代のマネージメントがあります。徐々に年月が進むにつれて改善していくとは思いますが、スピードの遅さが気になるところです。

とにかく「顧客の時間と集中力を奪わないMR活動」を意識しておくことが必須です。

なぜ、廊下に立たないMRが売上げをあげるのか？

今までのMRの頭の中（対医療機関）はこのようになっていました。

ドクター：先生様　神様（使ってくれる人）
　　薬局長：関所の門番様（PR許可をくれる人）
　　ナース：よくわからないけど敵にしたくない
　　事務：取り次いで欲しいので頭だけ下げておこう
　　掃除のおばちゃん＝話したくもない（関係ない人）
　　　　　　　↓
　　上の2人にどうやって薬の名前を覚えてもらえるか？
　　そして使ってもらえるか？

逆に医療スタッフの頭の中（対MR）は下記の通りです。

　　ドクター：便利屋　雑用係　文献屋　奴隷　パートナー
　　薬局長　：便利屋　文献屋　パートナー
　　ナース＆事務：診療の邪魔する人達（MRは時間を取るし、厚かましいと思っている）
　　掃除のおばちゃん＝掃除の邪魔者
　　病院は女性の世界である！
　　　　　　　↓
　　結局、MRが病院内で一所懸命仕事すればするほどスタッフに嫌われる。これが意外と訪問規制につながっている（盗難事件などをきっかけに）

　これらのギャップが生まれる要素は2つあります。コミュニケーションギャップと社会的価値の変化です。MRの活動で見

てみると下記のような例で示すことができます。

(インターネット前)
飛び込みでも良い、とにかく会うことにより誠意を見せる
→処方に結びつく（あいつはかわいい奴じゃのお〜）

(インターネット後)
必要な情報はネットでとりあえず送って欲しい。
突っ込んだ話はきちんと時間を取って話しをする機会を作る必要性（アポイントの必要）
↓
無駄なコミュニケーションを避ける傾向

また医療機関内でも変化があります。

医療の主役：スタードクター ＜ チーム医療
病院マネージメント：カリスマ性 ＜ リーダーシップ
物品購入について：義理人情・根回し ＜ 効率性とEBM

顧客の頭の中が変わっているのにバブル前のOSを持つ製薬企業幹部の頭の中は変わっていない。関係のないようなスタッフでも実は関係がある。
　そして社会的価値が変化してきています。医療体制の疲弊化・MRの増加・時間の価値の高騰を背景に、義理・人情的な購買から合理的・効率的購買にどんどん移行しています。

よってMRの活動自体の見直しを真剣に考える時期に来ていると考えられます。
　その1つが「**廊下に立たないMR活動の推進**」です。
　前章で書いたMRの例にもある通り、廊下に立たなくても実績をあげるMRはしっかりと存在しています。それは下記のような思考ステップを踏んでいます。

廊下に並ぶのが嫌い
↓
立っているだけではみっともない、進歩がない、伝わらない
↓
他に情報を伝える手はないのか？　を模索
↓
メールにて、電話にて、宿直にて、バイト先にて帰り道にて
（実はチャンスはいくらでも存在する）
↓
よって実は効率の良い活動をしている

　今までのMRは業界慣習に染まってしまい、会社の指示だけを忠実に守る真面目人間（以前はそれが美徳とされた）を多数生み出してきました。コンプライアンス面や学術的な情報を的確に伝達するという意味においては会社の決まりを守ることは必要なことですが、それ以外の部分にも同じように求めてきた経緯があります。よって、多くのロボット型MR（指示待ちMR）を生み出すことになりました。それが医局の前にずらり

と並ぶMRがなくならない原因に結びついています。

　しかし、これには大きな問題があります。それはMRの給与の源泉になっている一部には国民の納める健康保険料と税金が含まれているからです。MRが仮に待ち時間として1日1時間医局の廊下に立つとすると下記のような計算ができます。

　　　　MR50000人×12500円（時給）×200日
　　　　　　　　　　　　↓
　　　　　　　1250億円（年）の損失
　　　　MRの給与の一部が税金「健康保険」によるもの
　　　　　　　　　　　　↓
　　　　　国の財政の無駄遣いをしていることになる！

　製薬企業がいくら利益を出しているからといって、この無駄はバカにできません。本来であれば待たなくても良い時間が多数含まれているからです。この無駄をなくすことが業界としても、国民としても大事なのではないかと感じるのです。

　よって、「**MR廊下待ち禁止令**」を出すこと、そして「**MRはこの待ち時間を有効利用することに注力**」すること（例　病診連携のサポート・クリニカルパスの評価の手伝い・薬剤コンプライアンスの向上サポートなど）を推進していくだけで数千億円の価値が生まれることに結びつくのではないかと考えられます。「**時間をサービスと無形資産に変える努力、それが医療と社会を変えるチャンスになると思います**」。

　MRを廊下に立たせない運動はもう既に一部の病院で始まっ

ていますが、そういう排除的意味合いではなくてポジティブな意味合いで製薬業界が「MRを廊下に立たせない運動」を行うことに大きな意味があると思うのですがいかがでしょう？

MR-NETが描くMRの未来図

　MR-NETではこんな感じでMRが分化するのではないかと予測しております。

　製薬企業のMRは徐々に知識集約的になり、高度医療向けに進化して大学病院＆関連病院中心の活動へシフトして行くのではないかと考えています。

　そして開業医や中小病院向けにはCSOやMRの個人代理店に依頼するような形に変わるのではないかと考えています。

　その理由として後発品の台頭によって、製薬企業は経費的にMR数を減らさざるを得ないこと。そして、新薬に集中するには大学関連病院、大病院中心の活動になること。

　また薬剤師資格を持つ人の数が急増するために薬剤師MRの比率が増えてくることにより、専門的な知識を持つMRが増えてくることが挙げられます。

　そして、仕事の内容は下記のようになるのではないかと勝手に予測してみました。

★大学病院関連MR
＜どんなMRか＞
　大学病院もしくは大学系列の大病院もしくは専門病院を担当する専門MR集団となる。

<どんな仕事がメインになるのか>
　EBMを出すために専門医と共に様々なトライアルをサポートする。大規模臨床試験も積極的にサポートする。各大学の先生方のインパクトファクターを上げるために協力をし、ドクターの良き学術的パートナーとしても活躍する。学術知識はドクター以上のものを身につけるために海外への学会参加は義務付けられる。そして、学会で得た情報を行けなかったドクターへフィードバックするのも重要な仕事の1つとなる。大学教育では薬剤部と連携して各診療科の薬剤についての講座を開催して、ドクターの卵やナースの卵に実戦的な薬剤の使用法や現場の状況を伝える。

<仕事のスタイル>
　大学内、もしくは大学近郊にオフィスを持ち、すぐに大学のドクターのニーズに対応できる体制を持っている。ITリテラシーに優れ、各大学の担当者とのデータ共有は必須となっている。薬剤情報や包装変更情報などは本社学術から直接、IT経由でドクターに届くシステムが確立されており、MRはそれよりもドクターの治療について深く関わるアドバイザー的な存在として認識されている。

<寄付金・援助>
　寄付金や援助についてはMRが関わると取引誘引になり得るので、本社の寄付金受付部門でのみ取り扱われる。その寄付金の出る基準は全国統一になり、一定の基準を満たすものに

関して寄付を行うようになる。

＜自己啓発＞

医科大学、薬科大学の講座参加や大学院生になることを推奨される。場合によっては修士、博士号も取得可能。ビジネスセミナーも積極的に参加可能で会社のエース的存在として自己啓発資金を援助する。その代わり、会社内での研修の講師などで社内人材への教育に参加する義務がある。

＜評価＞

評価は関わっているドクター・薬剤師からの評価をメインに行なわれる。売上げの評価は少なくなる。その病院の死亡率や有病率の増減も評価に加算される。

★開業医・中小病院担当MR
＜どんなMRか＞
・パターン1
　企業に属するMR。そのエリアに対し、地縁を持つ人が最適。様々な人脈や地縁を通じて、ドクターへのサポートを充実させる特徴を持つ。
・パターン2
　企業に属するのではなく、ある一定の基準を満たしたCSO企業、もしくは個人代理店所属のMRで地域のドクター情報に詳しく、かつある程度、専門領域の知識を持つMR。製薬企業の依頼を受けて、各ドクターへの情報提供を行う。

＜どんな仕事がメインになるのか＞
　EBMに則り、ガイドラインや世界基準に準じた治療法をメインに薬剤の情報を提供していく。販売促進的なことはできるだけ控えて、患者のケースごとの薬剤提案を行なっていく。それらの仕事内容は定型フォームで製薬企業・厚生省に報告を上げられるようになっている。各中小病院の勉強会やクリニックでの勉強に薬剤師と共に関わり、病院での薬剤の良きアドバイザーとしての機能を果たす。

＜仕事のスタイル＞
　担当エリア内に事務所を持ち、同じエリアの違う専門領域のMRとの情報交換をモバイルで取るイメージ。製薬企業からの情報もモバイル経由でフィードバックされる。

＜自己啓発＞
　様々なビジネスセミナーや異業種交流会への参加を行う。そこで人脈形成やビジネス講師とのつながりを構築する。また、学術的な知識としては製薬企業主催の勉強会、CSO企業主催の勉強会があり、一定以上の時間を学ぶ必要性がある。

＜評価＞
　訪問しているドクター・薬剤師・ナースに評価してもらう。また、売上げに応じたマージンを各製薬企業からもらう。取引誘引にならないようにマージン率は同じ。そのエリアの病院やクリニックの死亡率や有病率の増減も評価に加算される。

★専門病院・専門クリニックMR

＜どんなMRか＞

専門MRの資格ができて、それに合格した人だけがなれるMR。製薬企業に勤務する場合もあるし、CSOや代理店に所属することもある。とにかくその分野についての知識は世界の最先端レベルのMR。

＜どんな仕事がメインになるのか＞

専門病院やクリニックの専門医を訪問して、そのクリニックの治療法がEBMに則っているのか、最先端なのかをドクターとディスカッションして、必要な情報を提供するような仕事。その専門医が世界レベルで治療を行えるようにサポートするのが使命。

＜仕事のスタイル＞

担当エリア内に事務所を持ち、同じエリアの違う専門領域のMRとの情報交換をモバイルで取るイメージ。製薬企業からの情報もモバイル経由でフィードバックされる。世界各国のMRとネットでつながっており、常に情報交換を行えるようになっている。

＜自己啓発＞

専門医ドクターや薬剤師が参加する学会、勉強会に積極的に参加することが求められる。場合によっては海外に行くことも必要。自分の専門についてはどこまでも深く学ぶために、日本の第一人者と呼ばれる先生方から教えを受けられるよう

な仕組みづくりを行い、MR自身がドクターの代わりに学び、情報を伝えられるレベルまで極める。

＜評価＞
訪問しているドクター・薬剤師・ナースに評価してもらう。院内勉強会を積極的に展開する必要があるので勉強でのアンケートも評価の対象となる。病院やクリニックの死亡率や有病率の増減も評価に加算される。専門分野のテストが毎年あって、その点数も評価の対象になる。

MR40歳定年説を覆せ！

ビジネスにおける財産・報酬は田坂広志先生の著書の中でも詳しく書かれていますが、目に見えるものと見えないものがあります。

MRでいえば売上げを上げることにより、給与やボーナスが上がり、社内での評価が高まり、社内での職位があがること。これが目に見える報酬だと思います。

しかし、その目に見えるものばかりを追うのでそこに不条理を感じることに結びつきます。

本当の仕事の報酬は目に見えないものの方が大きいのです。

・仕事を通して顧客や仕事仲間に対し、役立ち、感謝され、信頼を得ること
・仲良くなり、友情を育み、お互いを深く理解すること
・仕事を通して、様々なスキルや知識を学び、自分の能力を伸

ばしていくこと
・目に見えない顧客の先の患者さんへの貢献（社会奉仕）

　どれも目に見えませんが、これらの仕事があなたというMRの価値を高めていることに間違いはありません。
　今後、MRとして価値ある存在になるには「**この目に見えない部分をどれだけ充実させるのか？**」が大事になってくると考えられています。最近の人材における考え方も徐々にその部分が重要視されてきています。そのために必要な要素は下記の通りです。

①人脈（多様な人のつながりと気付きへの入り口）
②学ぶ場（社内・社外問わず自分の好奇心を大いに満たす場）
③情報発信（情報発信は最良の情報収集）
④健康管理

　よって上記の4つの具体的な方策を紹介してまいりましょう。

①、②人脈形成と学ぶ場
・既にある交流会・異業種交流会を活用し、人脈を広げること
・自分で交流会や勉強会を立ち上げてみる
・大学や大学院に入学する
・興味のある人、好きな人に会いに行く（本の著者、講演者、元社長、名医など）
・人と人をつなげることを意識すること

とにかく人脈作りのコツはまめさです。名刺交換→フォローメール→再会→提案というステップを踏めるのが理想的です。このときに気をつけることは自分がその人に提供できるのはなんだろう？　と考える癖とその実行です。
　学ぶ場はイコール、人脈と知識を得る効率の良い場でもあります。時間を作り出して自己投資をすることをお奨めいたします。

③情報発信
「情報発信するところに情報は集まってくる」という法則を最大限に活かすために今ある媒体を効果的に活用することが大事です。
　特に手軽で経費もほとんどかからないITツールを活用することは必須です。メールマガジン、ブログ、SNS、WEBサイト、携帯ツール、最近ではセカンドライフのようなバーチャルワールドも使えるような時代になってきました。
　これらのツールの使いこなし術は『MR活動が10倍効率化されるIT活用法』に詳しく書いておりますのでご参照ください。そして情報発信の対象に応じて、様々な自分発の情報を発信し、多くの人と有用な情報共有を習慣づけるようにしていただければと思います。

④健康管理
　MRは健康・医療分野にも関わらず、健康管理をおろそかにしている人が多いのが難点です。特に喫煙率の高さと運動不足、

暴飲暴食による肥満などが目立ちます。

「**我われは健康産業に携わるプロフェッショナルとして、健康管理を当たり前のように行うことが求められるはずです**」。

　コラムでも書きましたが、今でもよく見かける光景で病院の喫煙室においてわが物顔でタバコを吸っているMRが多いということです。そういう1つひとつの行動を医療機関のスタッフも見て見ぬ振りをしているだけで、心の中では舌打ちをしているはずです。神聖な仕事場でタバコを吸いながら、雑談しているMRはそれだけでも相当減点です。

　体重のコントロールのできないMR、仕事中の喫煙が止められないMRは自分の悪習慣を変えることのできない人として、今後、給与はカットされ、医療保険の額は検査値によってどんどん上がっていくような時代になるのではないかと予測しています。健康な身体、良い習慣があって初めてハイパフォーマンスの仕事ができることはいうまでもありません。MRはそういうスマートで爽やかなビジネス集団にしたいものです。

　こう考えるのは私だけでしょうか？

MRを活性化するキーパーソン&キープレイス

　MRである以上はセミナーに参加することは非常に意味のあることだと思います。実際に会って、話をして、参加をしてみて、自分なりの考えをぶつけてみることが明日への活力に結びつくと思います。食わず嫌いはMR生活の大きな損失です。是非、ポジティブに動いてみてください。

　セミナーに行ってみたい、会ってみたいと思われる方は是非、池上（著者）の出している無料メルマガ「日刊メディカルビジネス情報源」をご購読ください。MR-NET上でもYAHOO検索でも登録フォームにたどりつけると思います。平日、毎日フレッシュで役立つ情報をお送り致します。

＜MR自己啓発の場＞
・メディカル関係
　MBA交流会
　　2003年からスタートしたMRを中心とする自己啓発＆医業種交流会。毎回、講演講師に医療・医薬業界のトップランナーを招き、学びと交流を実施している。2ヵ月に1回の割合で開催。http://mr-net.org/seminar-event/
　メディカルコンソーシアム
　　大分岡病院マーケティング部長・山田隆司氏が主宰しているセミナー＆医業種交流会。参加者は医師、薬剤師、事務長、ナース、MR、MS、医療機器営業担当者と多岐にわたる。内容は医療業界で今、トピックとなっている内容を中心に実務者や第一人者の中から講師を招聘している。一

度参加した人には案内メールが届くようになっている。未参加で今後参加ご希望の方は上記メルマガを読むようにしてください。

メディカルビジネス研究会

アポプラスステーション社が実施している製薬企業向け勉強会。製薬企業向けの自己啓発セミナーとしては最も歴史のある研究会であると言われている。講師には業界向け書籍の著者を招聘することが多く、本では書けなかった裏話などが聞けることも多い。

http://www.tomikus.co.jp/business/support/mb.html

東京大学ファーマコビジネス講座

元日本モンサント社長でもあった木村廣道教授の講座。毎年10月から翌年2月にかけて隔週で日本の医療を動かしているキーパーソンを講師に呼び、セミナーを行っている。本当に凄い先生方が来るので内容的にも人脈を作る上でもお得な講座と言える。

http://www.f.u-tokyo.ac.jp/~pbi/index.htm

東京大学医療政策人材養成講座

平成16年10月から、東京大学先端科学技術研究センターと医学部教員が中心となって開講した「医療政策人材養成講座」プログラムは、医療政策を立案・推進できる「次世代リーダー」を育成することを目的としている。医療政策の基礎となる研究を行うだけでなく、医療改革を担うリーダーを育成することで、社会変革の触媒となることを目指している。1年のコースになるが、参加した人に聞くと医

療に対する視野が一気に広がったといっている。小論文による選考があるが、パスできれば面白い一年が過ごせる。
http://www.hsp.u-tokyo.ac.jp/

国際医療福祉大学東京キャンパス
医療の知識があれば誰でも参加できる。医療や福祉関連のコースが充実しており、自由に選ぶことが出来るのはMRにとって利点だ。http://www.iuhw.ac.jp/

日本経営協会　病院向けセミナー
これは病院院長や事務長などの実務者が聞くセミナーです。しかし、MRもこのレベルの学びを充実し、そのような話をしないと説得力がない時代になってきています。こういう場も積極的に活用したいものです。
http://www.noma.or.jp/seminar/category/foundation.html

メディカルコア
ドクター向けの臨床技術中心のセミナーを開催している。最新の治療や興味のある領域の知識を身につけるのに役立つセミナーです。しかし、値段が高いのが玉に瑕。
http://www.medical-core.jp/

・メディカル以外

六本木アカデミーヒルズ（六本木BIZ）
六本木ヒルズの47階で行われている自己啓発セミナー。様々な分野のセミナーが行われており、知的好奇心を満たすものも多い。
http://www.academyhills.com/biz/index.html

JCOLLEGE
　松山真之介氏が主宰する自己啓発セミナー。毎回、ユニークなビジネストッププランナーを講師に招き、講演していただくスタイル。http://webook.tv/jcollege.htm

大阪産業創造館
　中小企業の経営者やベンチャー志望者が集う場所で、様々なセミナーや研修を実施している。医療系のセミナーや講演もユニークなものが多く、大阪市立大学医学部とのコラボレーションも行っている。
　http://www.sansokan.jp/

＜MRを直接的にサポートしている会社＆人＞

メディエンス（MR-NET）
　私、池上の経営する会社。MRのサポートを目的としているMR-NETを運営している。http://mr-net.org/

ファーマ・マーケティング・コンサルタント　井上良一氏
　MBAホルダーで元日本ロシュ営業本部長の井上先生の講演は製薬企業の経営陣、マーケティング部門の方々には毎回目からウロコの内容だと絶賛されています。MRとしても井上先生の講演を聞くことは将来の自分のキャリアを考える上で大きな示唆を与えてもらう内容となっています。

コラボプラン　山本藤光氏（元日本ロシュSSTプロジェクト事務局長）
　日本ロシュでSST事務局長を担い、書籍化したことは多くの製薬関係者に影響を与えられました。現在はナレッジマネジメントを軸にMRとマネジャーの変革をサポートする事業

を展開されています。著作も豊富で、多くのMRにメッセージを送っています。http://www.collabo-plan.com/

㈱畑中ファーマ・コンサルティング

畑中和義氏（元アステラスヨーロッパCEO）

　畑中氏は現在、MR活動の質を上げるためにどのようなことに気をつければいいのか？　SFEの観点から講演されることが多い。今後、業界の変革の中心的存在として様々なところで活動される予定です。

　http://www.hatanaka-phc.com/

㈱コクボ教育企画

　小久保光昭氏（元　医薬情報担当者教育センター企画部長）
　元教育センターの小久保部長は定年退職で自分の会社を興されました。今後、MRの教育分野、MRの質の向上の分野で様々なお話をして頂けると考えております。

ユートブレーン　コンサナリスト　川越満氏

　川越さんのことは知らない人はほとんどいないと思います。これからも講演を通じて、多くのMRに医療行政面、メンタル面、モチベーション向上のソリューションを与えてくれる存在です。http://www.26shot9.com/

大分岡病院　マーケティング部長（元亀田総合病院　管理部長）

山田隆司氏

　前記の通り、メディカルコンソーシアムを通じ、医療業界の自己啓発に関わっておられます。医療業界の中では人と人をつなぐ第一人者と認知されており、人脈の広さでは業界一ではないでしょうか。http://d.hatena.ne.jp/a-time/20070503

産能短期大学専任講師　内藤英俊氏
　日本ロシュのマーケティング部門にも所属したことのある先生。製薬企業のマーケティング部門やプロダクトマネージャー研修を中心に活動されています。
　http://www.sanno.ac.jp/tandai/index.html

医薬経済社　藤田貴也氏（RISFAX編集長）
　ご存知、RISFAXの編集長。明るくて気さくな方です。MRをしているとなかなか会えないのは残念です。ホームページが充実しています。http://www.risfax.co.jp/

植田南人氏（DMC）
　日本のCSOの発展に多大な影響を与えた方です。また世界各国のMRを取材され、製薬企業のマーケティングにも精通しており、多くの著作を書かれています。

イニシア
　病院・クリニックの実務者向けの研修、セミナーを提供。内容的には非常に実戦的なのでMRが学ぶにはもってこいのセミナーが目白押し。特にDPC関連を学ぶには最適。
　http://www.initia.co.jp/

＜バーチャルコミュニティ＞

Medi-wa
　医療関係・福祉関係・医薬関係などとにかくメディカルに関連する人達が集うSNS。活発にオフ会も行われており、そこからビジネス的なコラボレーションも生まれている。入るには招待状が必要。入りたい人は池上までメールして

ください。http://top.mediwa.jp/

MR@LINK

MRやMRになりたい学生が集うSNS。MRに特化している面では唯一のソーシャルネットワーク。

http://mr-link.net/

Mixi

Mixi内にはMRに関連するコミュニティが多数あります。参加されている数としては最大ではないでしょうか。

http://mixi.jp/

Gree

Mixiほどではないですが、MR関連コミュニティも徐々に大きくなってきています。http://gree.jp/?mode=home

Meducation

医療関連、福祉関連のセミナー情報を集めて、情報発信している自己啓発ポータルサイト。興味のあるものを見つけやすいので使いやすいサイトだと思います。

https://www.meducation.jp/index.php

編集後記

　実はこの本を書くにあたり、スキルの部分だけをクローズアップしようと原稿を書き始めたのですが、書き進めているうちにこれらのスキルは各MRの方々が様々な経験と顧客の立場に立った思考に基づいて編み出された表現形に過ぎないと感じるようになりました。

　なぜ、そのMRがそのように考えたのか？顧客にどんな価値を提供しようとしたのか？その根底に流れるマインドを感じて、改めてMRって素敵な仕事だなと思いました。

　しかし、先日、MRにはショッキングなニュースがじほうメールニュース（6月26日号）にて配信されていました。

■「MR減らして、納入価下げて」　聖マリ医科大・増原氏

　聖マリアンナ医科大病院の増原慶壮薬剤部長は25日、ユート・ブレーン企画のセミナーで、これまでMRに頼っていた医薬品の情報収集と情報提供の大部分は、薬剤師で対応できると強調、製薬企業に対して「MRは増やさなくていい。薬剤費を抑制して、医療費を下げても、MRを増やした分、製品の価格を上げるなら薬剤費も医療費も減らず、国民のためにはならない。出入りの企業には"訪問MRを1人減らしてもいいから、納入価を減らしてほしい"といっている」と述べた。

　同院は昨年、事前アポイント制を導入、それ以来、訪問MRは新薬を出した製薬企業に絞られ、訪問の回数も激減したという。医薬品の情報収集と医師への情報提供、厚生労働省への副作用報

告は基本的に薬剤師が実施する体制を構築、製品の情報が必要なときは「こちらからMRに来てもらう」というスタンスだ。

　今後、望まれるMRについては「病院が機能別に分類される中で、MRだけオールマイティーでは適切に対応できない。開業医、調剤薬局は一般のMRでいいが、病院は専門MRを配置すべき」と強調、さらに後発医薬品については「先発医薬品が10年、20年培った情報があるのだから、MRはいらない。新製品ならインターネットの画面で見られるようにしてくれればいい」と述べた。

　この内容で衝撃的なのは「MRは病院に来なくてよいからその分、人件費を削って、薬価を安くして欲しい」というコメントです。とうとうこのような意見が最前線から出てきたかという感じです。

　これは「MRが訪問してくる価値を認めていませんよ」という顧客の真の反論です。

　また、もう1つのメッセージは薬剤師の地位と役割の向上です。院内の薬剤情報はMRがドクターに伝えるのではなくて、薬剤師がコントロールする。その意思表示とも取れます。

　川越さんが著書の中で書いていますが、今後MRの仕事はどんどん薬剤師とITに奪われていきます。

　上記の講演は「MRは本格的に変わらなければいけないよ」という強いメッセージだと感じました。我われは「MRはいらない」というメッセージに対し、きちんと正面からぶつかっていくことが必要だと感じています。

どの仕事もそうですが、MR個人も製薬企業も自身の存在価値を高めていくための努力を革新的に続けていかなければいけないということですね。共に頑張りましょう！

　さて、最後になりますが、取材に応じて頂きましたMRの皆様、本当にお忙しい中、お付き合い頂きありがとうございました。皆様のお陰でこの本が生まれました。

　そしていつも私の出版の心の支えになって頂いている川越満氏、そして重要な局面で的確なアドバイスを頂いている阪本啓一氏・鈴木　由歌利氏ご夫妻、私のビジネスにおける大事な先輩であり、アドバイザーである井上良一氏、山本藤光氏、山田隆司氏、榎戸誠氏、小久保光昭氏、石田章一氏、植田南人試、畑中和義氏、そしてMR－NETとMBA交流会で仲良くして頂いている皆様、Medi－waの皆様、弊社メディエンスのスタッフのみんなに心より感謝申し上げます。

　そして、いつもドクターの立場から様々なアドバイスを頂いている先生方に心より御礼申し上げます。

　この出版にあたり、医薬経済社の藤田編集長にご尽力頂きましたことをこの場をお借りして御礼申し上げたいと思います。

　そして最後にこの本を手に取って読んで頂いている読者の皆様、あなたがいるからこの本の存在価値があります。貴重なお時間を費やして読んで頂いたことに心より感謝申し上げます。

参考書籍

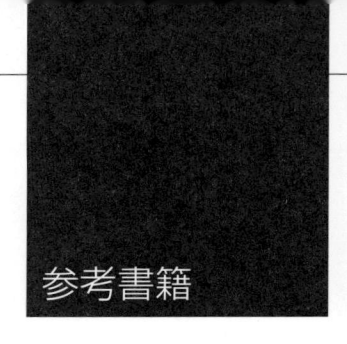

- 『MRバブル崩壊時代に勝ち残る"７つの眼"
  ―医療制度改革とMR活動』
  川越満 著　エルゼビア・ジャパン　2006年

- 『病院のしくみ』
  川越満　木村憲洋 著　日本実業出版社　2005年

- 『ブランド・マインドセット』
  阪本啓一 著　翔泳社　2000年

- 『インビジブル・マーケティング―「見えない商品＝サービス」を売り込む四つの鍵』
  ハリー ベックウィス 著、阪本 啓一 訳　ダイヤモンド社　2001年

- 『もっと早く受けてみたかったブランドの授業』
  阪本啓一 著　PHP研究所　2004年

- 『これから何が起こるのか？』
  田坂広志 著　PHP研究所　2006年

- 『暗黙知』の共有化が売る力を伸ばす
  ―日本ロシュのSSTプロジェクト』
  山本藤光 著　プレジデント社　2001年

- 『―営業力をとことん高める―人間系ナレッジ・マネジメント』
  山本 藤光 著　医薬経済社　2005年

- 『ハイ・コンセプト「新しいこと」を考え出す人の時代』
  大前研一 著　三笠書房　2006年

- 『仕事は、かけ算。　20倍速で自分を成長させる』
  鮒谷 周史 著　かんき出版　2006年

- 『「伝説の社員」になれ！ 成功する５％になる秘密とセオリー』
  土井 英司 著　草思社　2007年
- 『医療崩壊―「立ち去り型サボタージュ」とは何か』
  小松 秀樹 著　朝日新聞社　2006年
- 『仕事の報酬とは何か？』
  田坂広志 著　PHP研究所　2003年
- 『影響力の武器』
  ロバート・B・チャルディーニ 著　社会行動研究会 訳
  誠信書房　1991年
- 『新しい時代に求められるMR像』
  医薬情報担当者教育センター（担当　小久保光昭）
  薬事日報社　2005年
- 『人を動かす』
  デール・カーネギー 著　山口博 訳　創元社　1958年
- 『小さな会社☆No.1のルール』
  竹田陽一 著　フォレスト出版　2006年
- 『じほうメールニュース』
  JOHO社
- 『RISFAXメールマガジン』
  医薬経済社
- 『月刊ミクス』
  エルゼビアジャパン

著者紹介

池上文尋（いけがみふみひろ）

1967年生まれ、京都市出身、北里大学獣医畜産学部卒。

バブル期の外資系製薬企業に入社、3年間MRとして勤務後、医療機関側の内部に興味を持ち、青森の医療法人事務長として2年勤務。その後、再びMRへ復帰。

外資系企業を2社、合計9年を京都担当のMRとして勤務。

MR時代に趣味で立ち上げたMR-NETが徐々に広がりを見せ、MRに対しての情報発信やサポートに目覚める。勤務先の合併を機にMRを退職し、株式会社メディエンスの代表となる。

現在、MR-NET企画運営、病院広報コンサルティング、オールアバウトジャパン「不妊治療」ガイドとMR時代に培った医療知識とITスキルを活用した事業を展開中。

MRは起業するのに適した仕事であることを証明したいと意気込む。

趣味は旅行とグルメめぐり。フィットネスも好きだが最近、運動不足が悩み。スポーツは空手2段、日本泳法初段と武道系が得意。

なぜあのMRは顧客に好かれているか
イケてるMRの48手

2007年10月31日　初版発行

著者	池上　文尋
発行者	茂木　靜
発行所	㈱医薬経済社
	〒103-0023
	東京都中央区日本橋本町4-3-1サカエ日本橋ビル
企画・編集・制作	㈱海馬社
販売	㈱医薬経済社
装幀	佐々木　秀明
印刷	㈱プリントアーツ

※定価は表紙に表示してあります。
※落丁本・乱丁本は購入書店を明記のうえ、送料弊社負担にて弊社宛にお送り下さい。送料弊社負担にてお取り替え致します。
※本書の無断複写（コピー）は著作権法上での例外を除き、禁じられています。

©Fumihiro Ikegami 2007, Printed in Japan
ISBN 978-4-902968-18-7